FLECHTFRISUREN
UND DUTTS

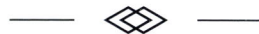

SCHRITT FÜR SCHRITT

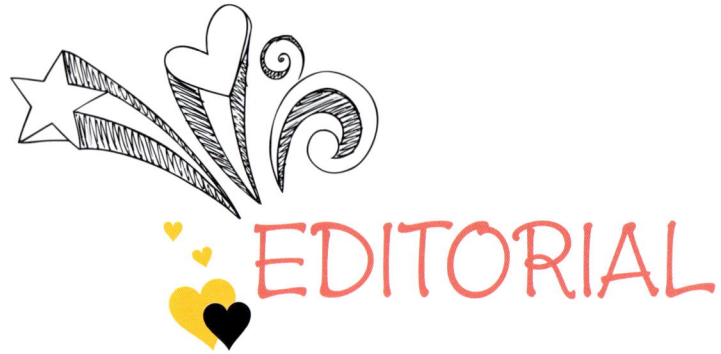

EDITORIAL

Jeden Tag anders aussehen ohne dafür beim Friseur vorbeizuschauen. Sich pflegen und sich schön machen. Sich jederzeit verwandeln, je nach Laune, Wetter und Anlass: für ein Fest unter Freundinnen, ein romantisches Essen oder einen Abend allein zuhause.

Sie selbst bleiben und trotzdem ständig anders aussehen? Das schaffen Sie mithilfe dieser 30 Frisuren, die Sie allein vor Ihrem Spiegel nachmachen können.

Viele der Zöpfe sind einfach zu flechten. Manche brauchen etwas mehr Geschick. Üben Sie ein wenig, bitten Sie Ihre Freundinnen um Hilfe, es lohnt sich.

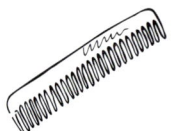

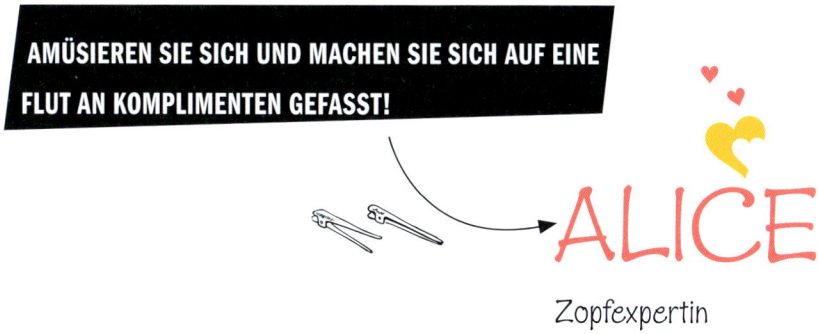

Und denken Sie daran: Auch wenn ich Ihnen die Schritte erkläre, wie Sie diese großartigen Frisuren einfach umsetzen können, liegt es an Ihnen, sie sich anzueignen. Versuchen Sie nicht, um jeden Preis wie das Modell auszusehen, sondern lassen Sie Ihre Kreativität und Eingebung walten. Die Frisur wird dadurch nicht nur hübscher, sondern einzigartig: Ihre nämlich. Sie werden sie auf keinem anderen Kopf sehen.

AMÜSIEREN SIE SICH UND MACHEN SIE SICH AUF EINE FLUT AN KOMPLIMENTEN GEFASST!

ALICE

Zopfexpertin

f facebook.com/alicepassioncoiffure

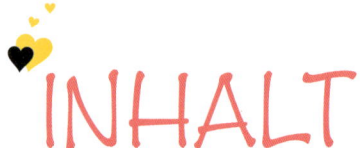

INHALT

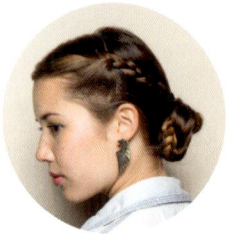
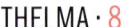
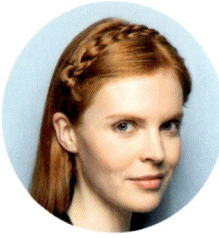
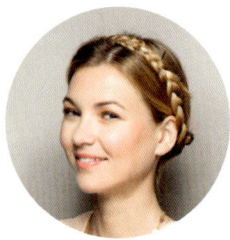
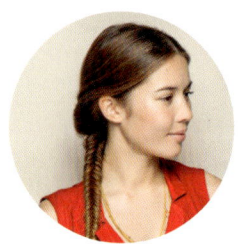

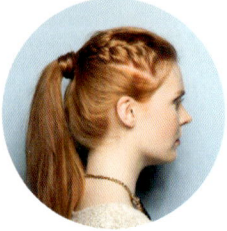
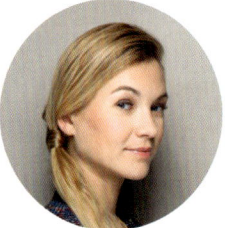
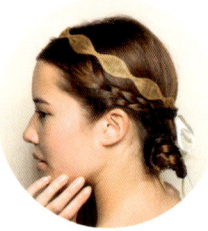
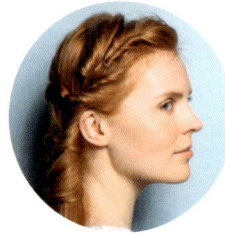

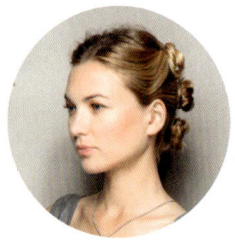
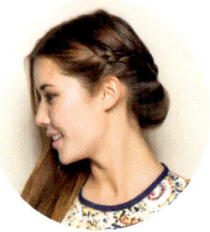
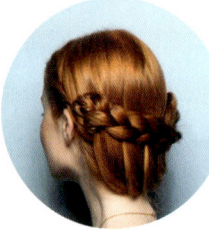
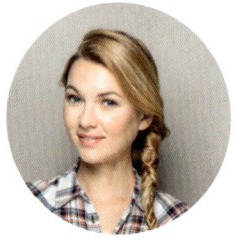

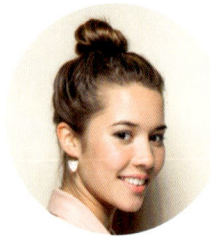
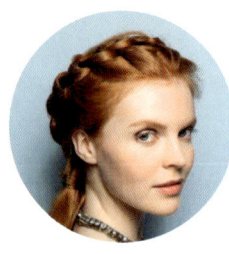
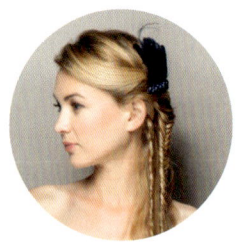
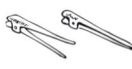

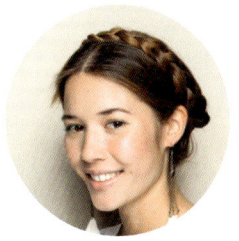

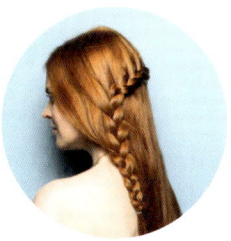

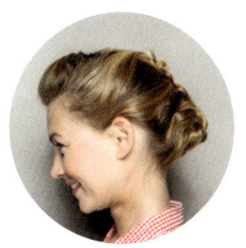

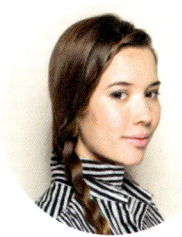

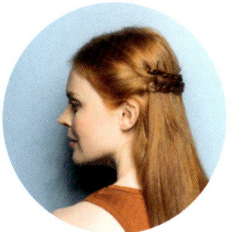

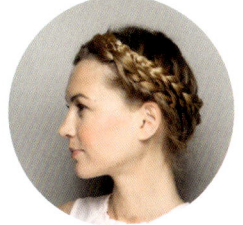

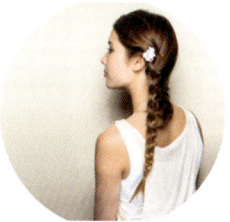

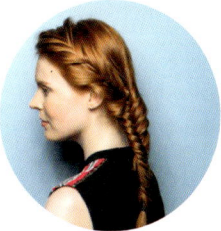

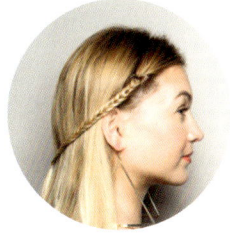

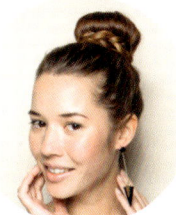

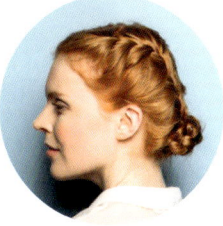

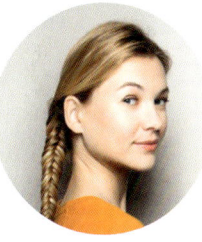

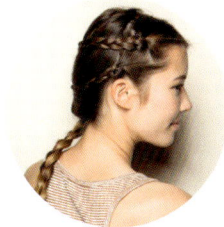

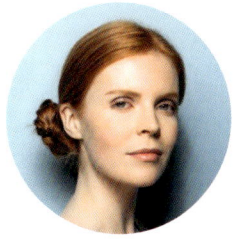

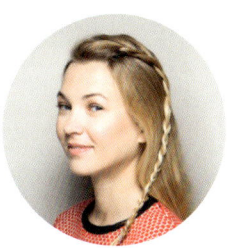

EINFÜHRUNG

BEVOR ES LOSGEHT, HIER EINIGE HINWEISE, DIE IHNEN HELFEN, IHRE FRISUR SELBER PERFEKT UMZUSETZEN. DENN ES IST IMMER KOMPLIZIERTER AUFTAUCHENDE FRAGEN ZU LÖSEN, WENN DIE HÄNDE SICH BEREITS IN DEN HAAREN VERKNOTET HABEN!

EIN PAAR BEGRIFFLICHKEITEN

Französischer Zopf: Er wird auch „afrikanischer Zopf" genannt oder „Bauernzopf" und liegt eng am Kopf an. Er entsteht, indem man Schritt für Schritt neue Haarsträhnen zu den Zopfsträngen hinzunimmt. Man kann ihn aus drei oder vier Grundsträngen flechten.

Dreierzopf: Aus drei Strängen geflochten, ist dieser „Basiszopf" der bekannteste und einfachste.

Viererzopf: Ein Zopf aus vier Strängen. Man kennt ihn auch als „flacher Vierer" oder „Herz-in-der-Mitte-Zopf".

AUSSTATTUNG

Halten Sie alles, was Sie für Ihre Frisur brauchen griffbereit, bevor Sie loslegen.

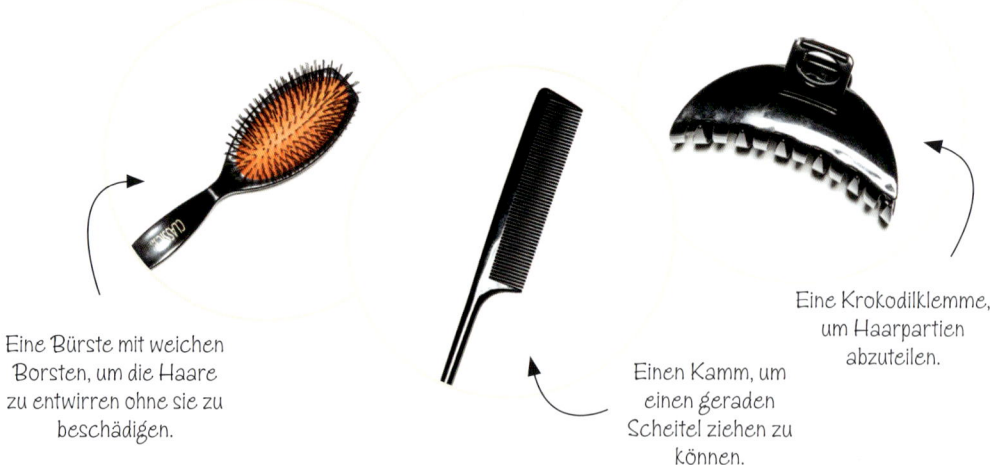

Eine Bürste mit weichen Borsten, um die Haare zu entwirren ohne sie zu beschädigen.

Einen Kamm, um einen geraden Scheitel ziehen zu können.

Eine Krokodilklemme, um Haarpartien abzuteilen.

Besorgen Sie sich Klammern und Gummis in Ihrer Haarfarbe, damit Sie sie diskret einsetzen können:

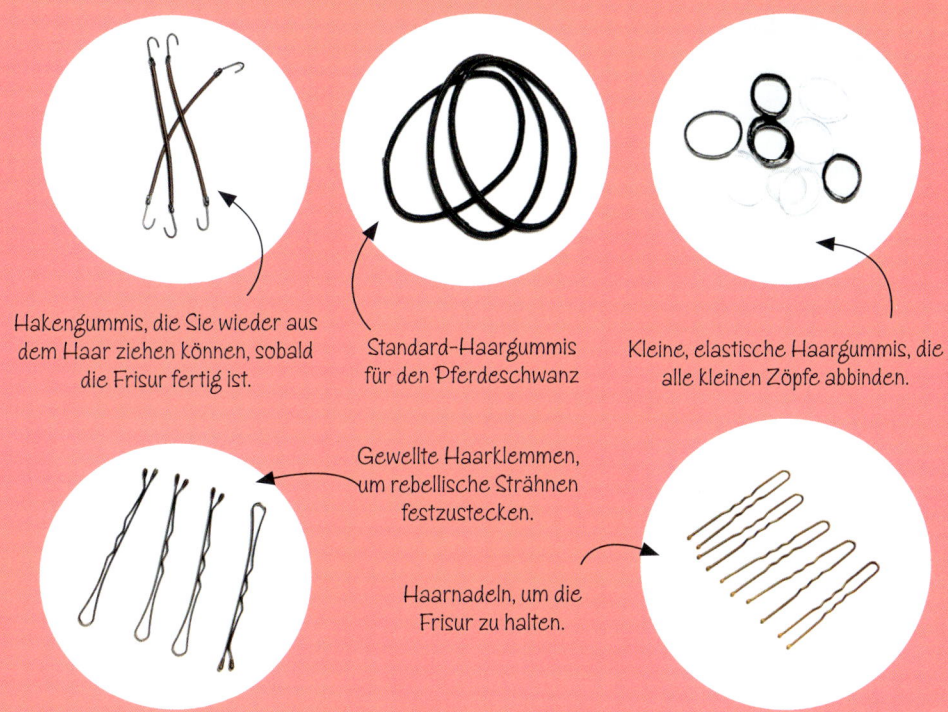

Hakengummis, die Sie wieder aus dem Haar ziehen können, sobald die Frisur fertig ist.

Standard-Haargummis für den Pferdeschwanz

Kleine, elastische Haargummis, die alle kleinen Zöpfe abbinden.

Gewellte Haarklemmen, um rebellische Strähnen festzustecken.

Haarnadeln, um die Frisur zu halten.

Accessoires für kompliziertere Frisuren:

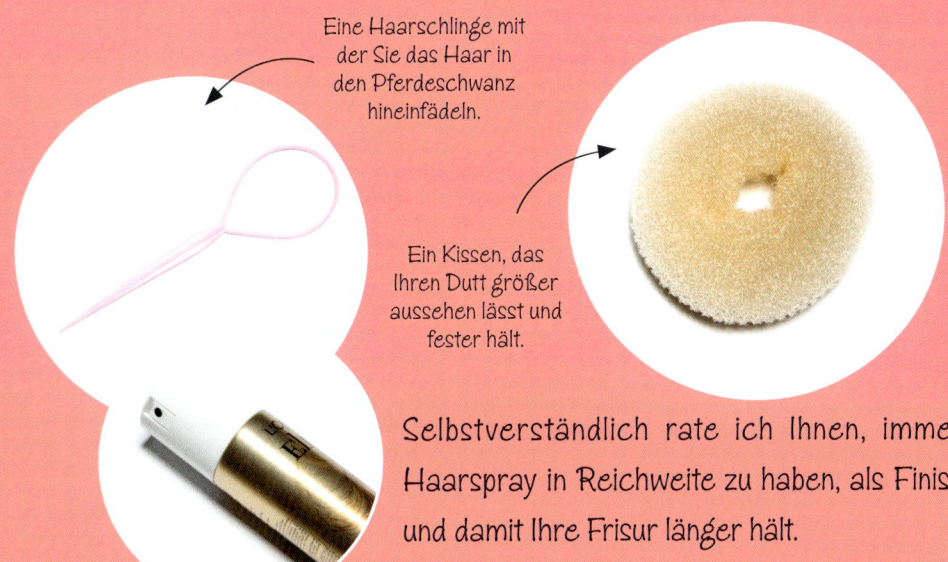

Eine Haarschlinge mit der Sie das Haar in den Pferdeschwanz hineinfädeln.

Ein Kissen, das Ihren Dutt größer aussehen lässt und fester hält.

Selbstverständlich rate ich Ihnen, immer Haarspray in Reichweite zu haben, als Finish und damit Ihre Frisur länger hält.

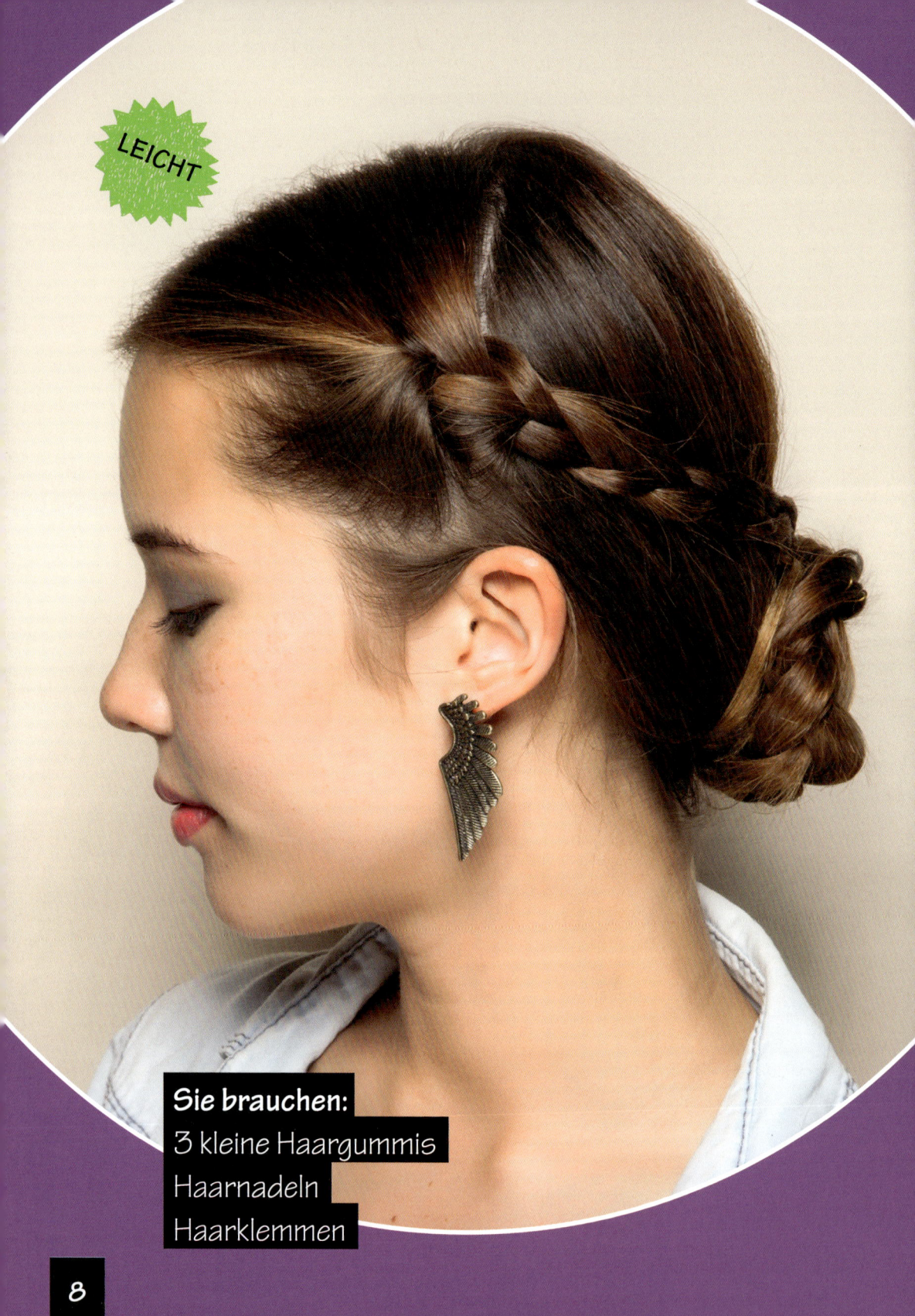

LEICHT

Sie brauchen:

3 kleine Haargummis

Haarnadeln

Haarklemmen

8

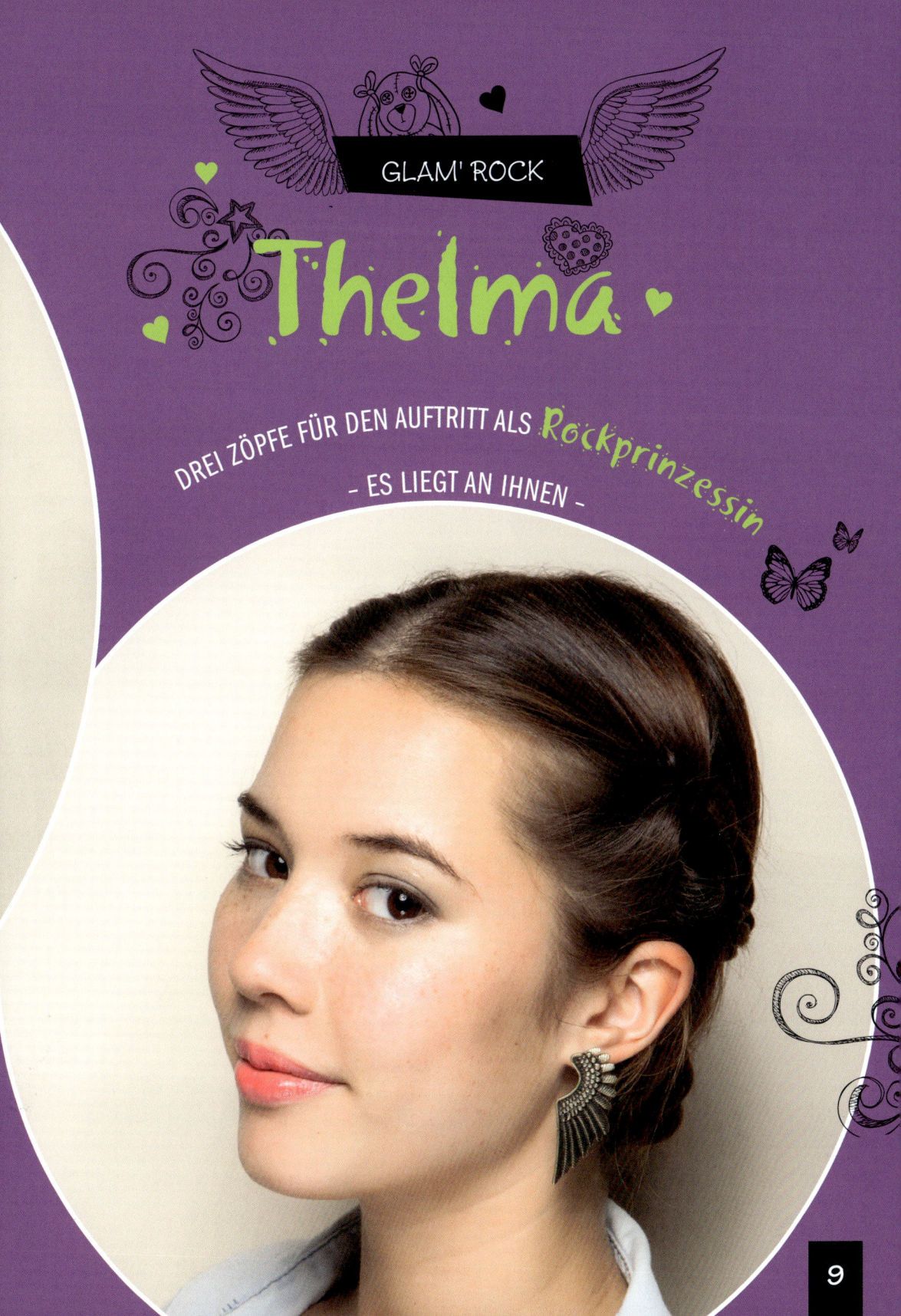

GLAM' ROCK

Thelma

DREI ZÖPFE FÜR DEN AUFTRITT ALS Rockprinzessin

- ES LIEGT AN IHNEN -

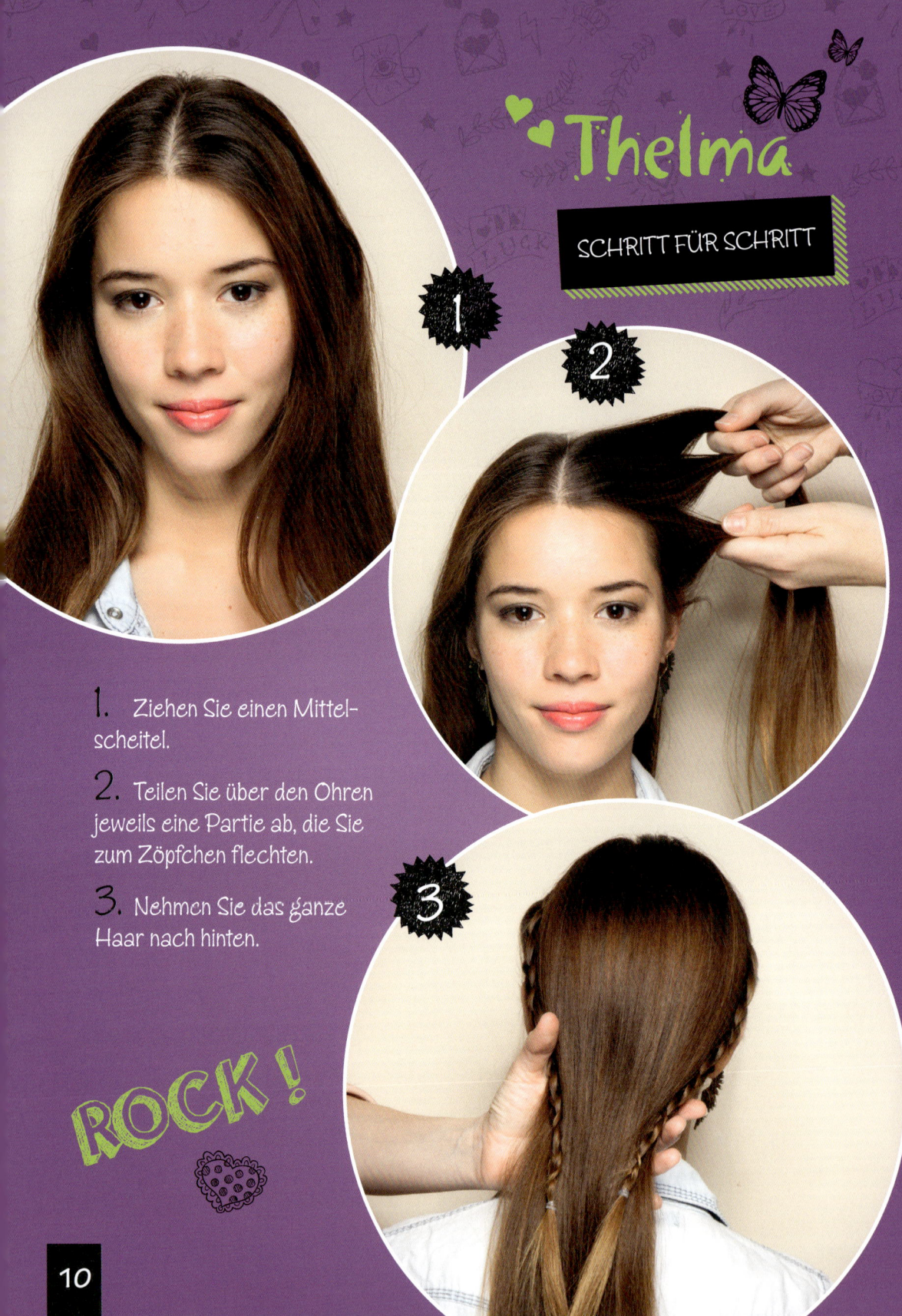

Thelma

1

2

1. Ziehen Sie einen Mittel-scheitel.

2. Teilen Sie über den Ohren jeweils eine Partie ab, die Sie zum Zöpfchen flechten.

3. Nehmen Sie das ganze Haar nach hinten.

3

ROCK !

4. Flechten Sie das übrige Haar zu einem Dreierzopf.

5. Legen Sie den Zopf zu einem niedrigen Knoten, den Sie mit Haarnadeln feststecken.

6. Nun rollen Sie die Zöpfchen um den Knoten und befestigen sie mit Haarklemmen.

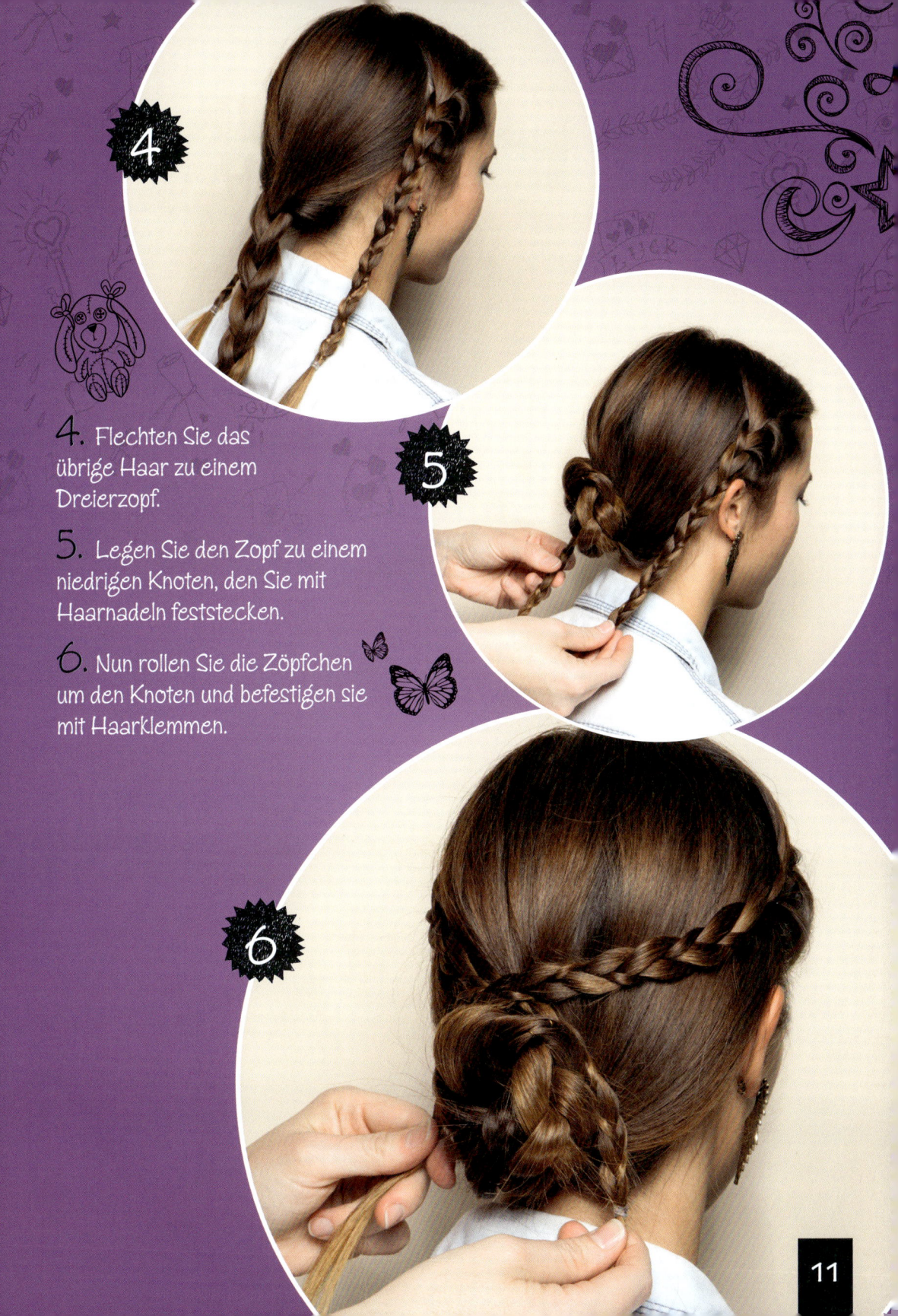

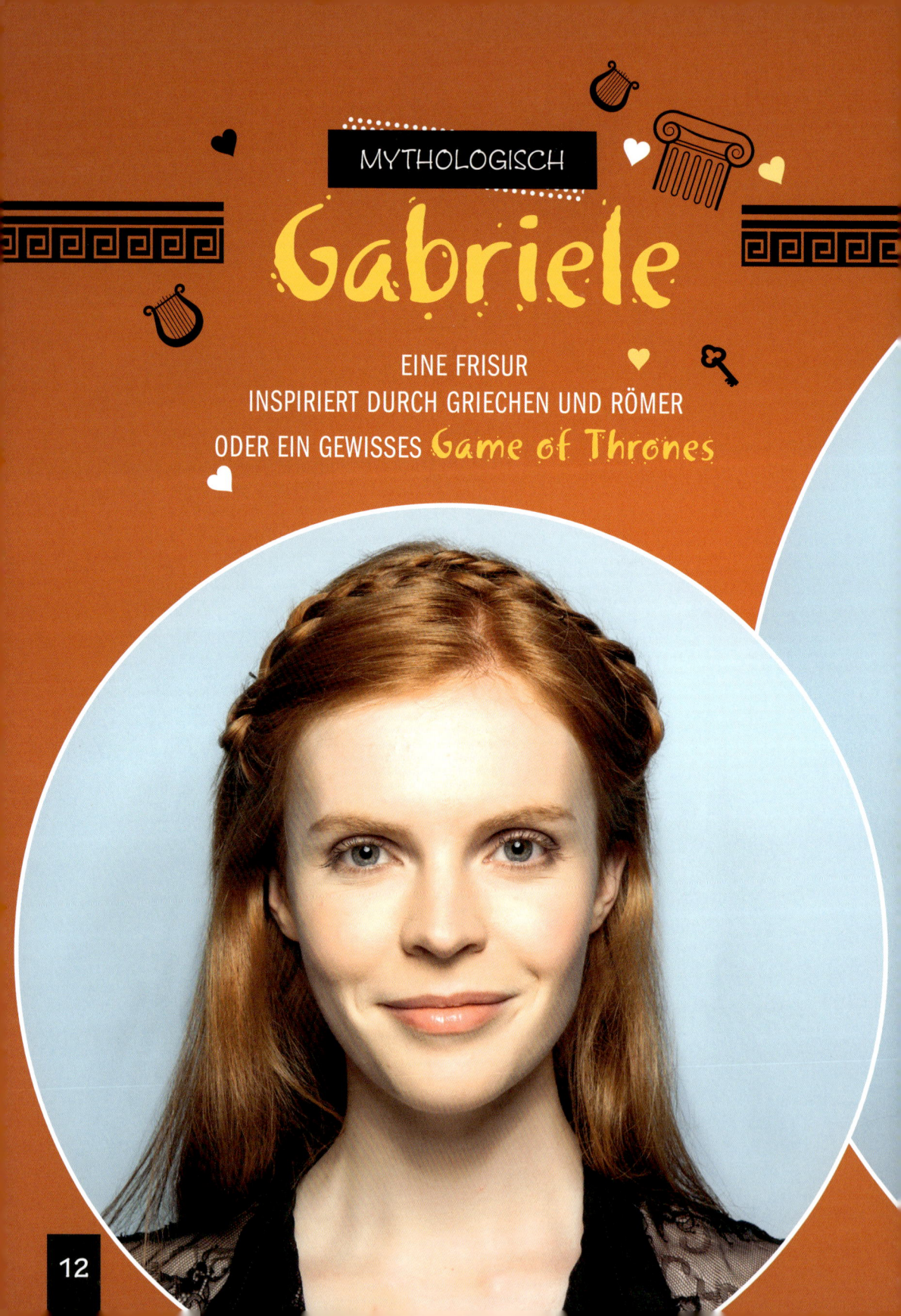

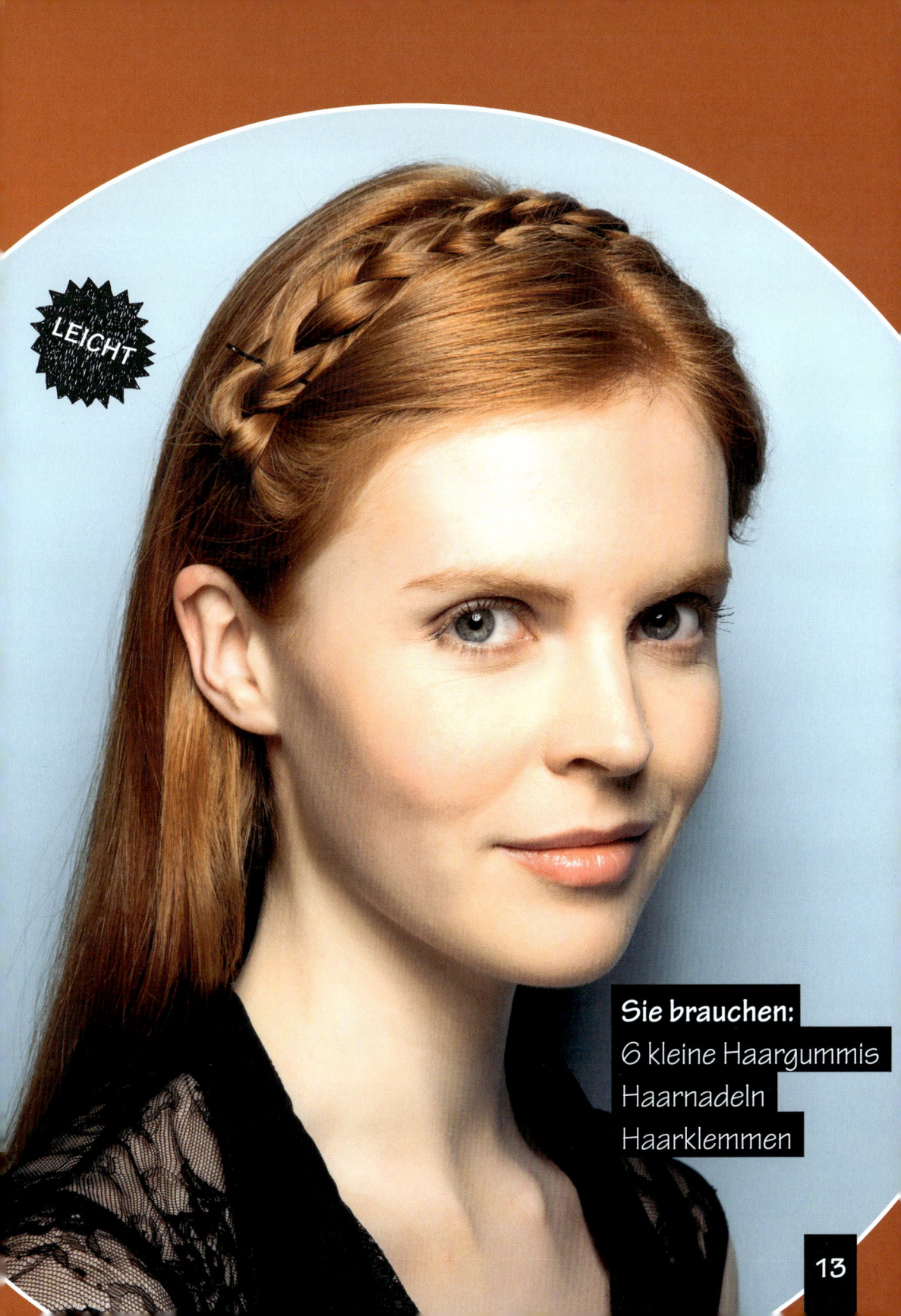

LEICHT

Sie brauchen:
6 kleine Haargummis
Haarnadeln
Haarklemmen

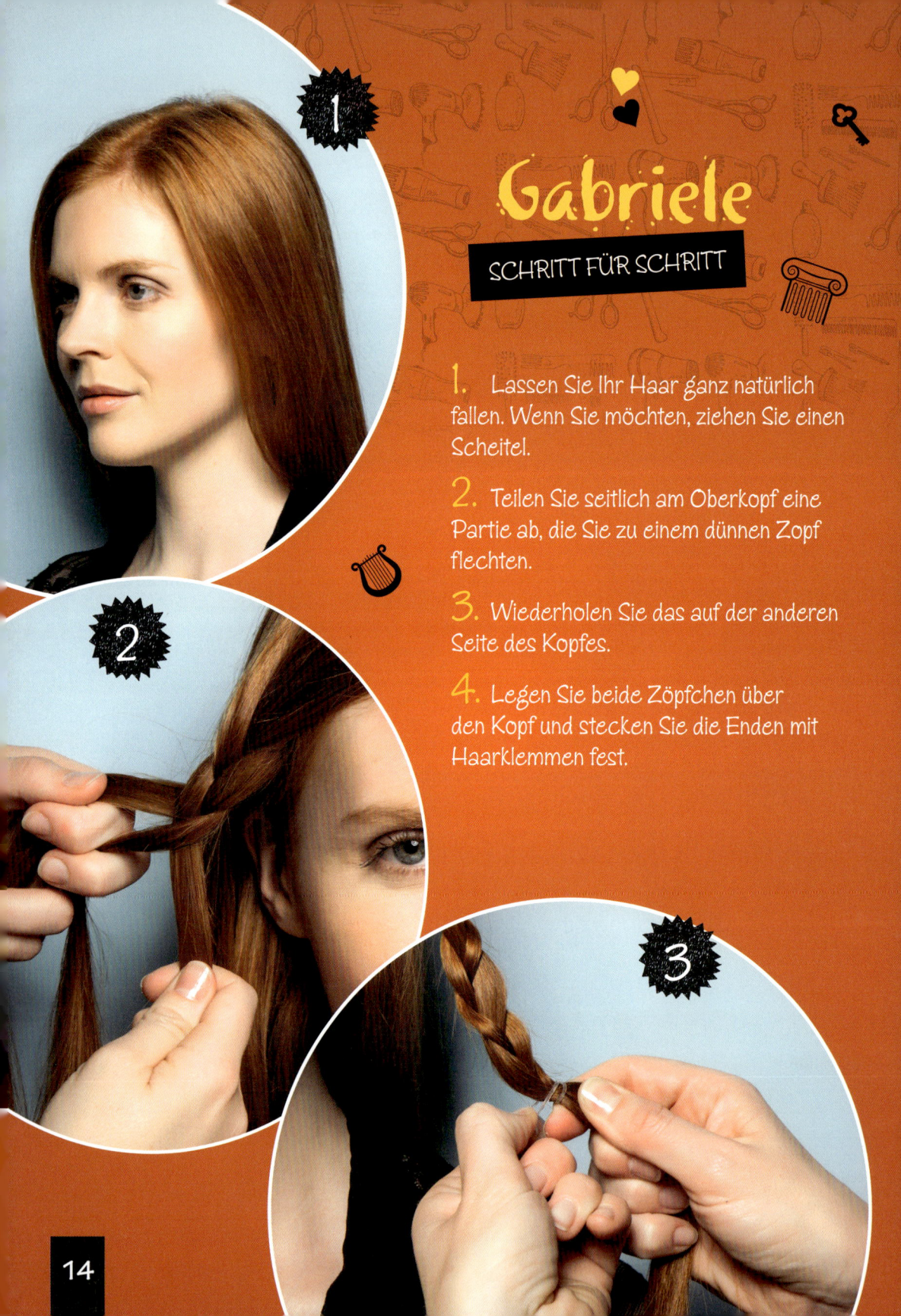

Gabriele

1. Lassen Sie Ihr Haar ganz natürlich fallen. Wenn Sie möchten, ziehen Sie einen Scheitel.

2. Teilen Sie seitlich am Oberkopf eine Partie ab, die Sie zu einem dünnen Zopf flechten.

3. Wiederholen Sie das auf der anderen Seite des Kopfes.

4. Legen Sie beide Zöpfchen über den Kopf und stecken Sie die Enden mit Haarklemmen fest.

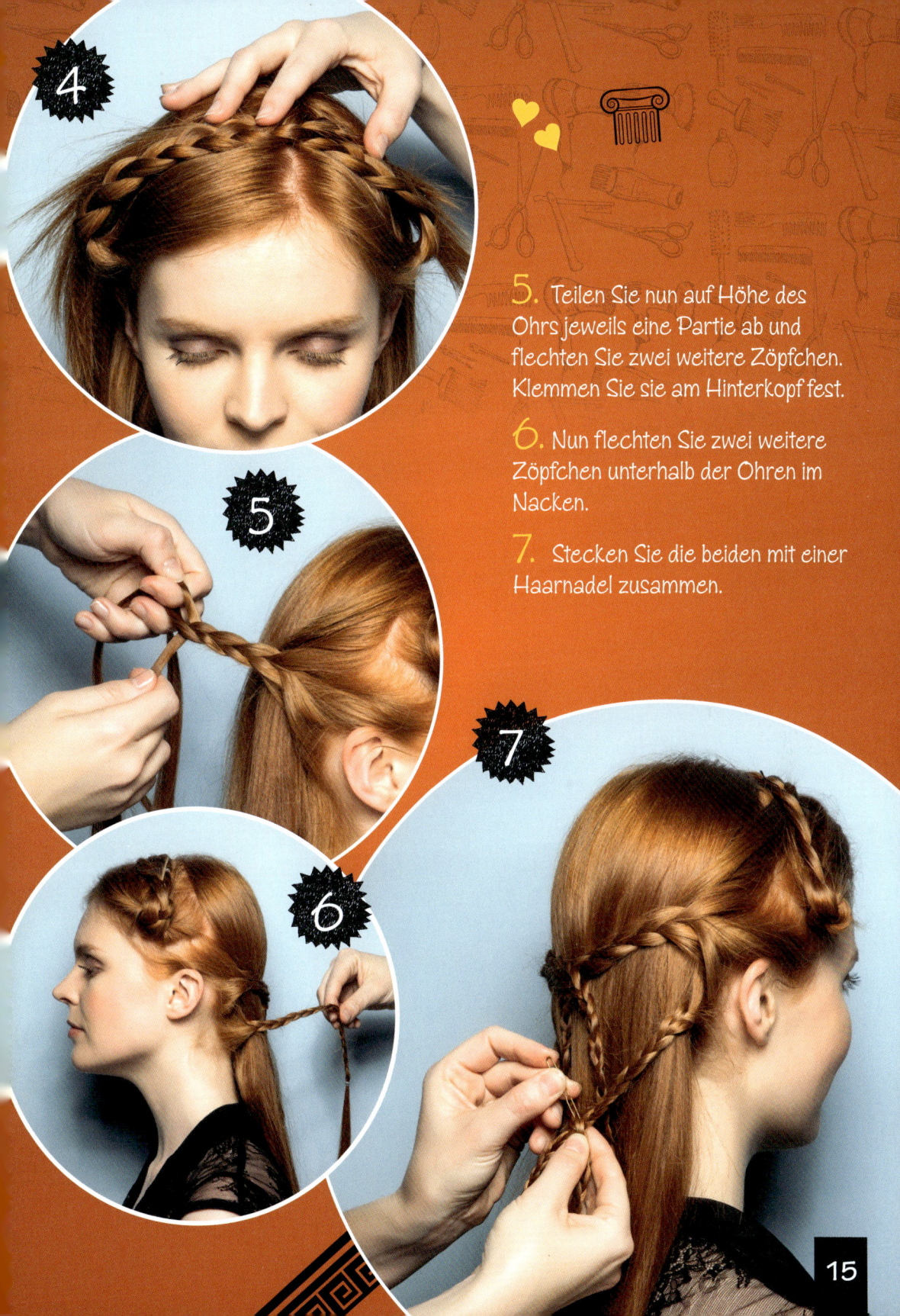

5. Teilen Sie nun auf Höhe des Ohrs jeweils eine Partie ab und flechten Sie zwei weitere Zöpfchen. Klemmen Sie sie am Hinterkopf fest.

6. Nun flechten Sie zwei weitere Zöpfchen unterhalb der Ohren im Nacken.

7. Stecken Sie die beiden mit einer Haarnadel zusammen.

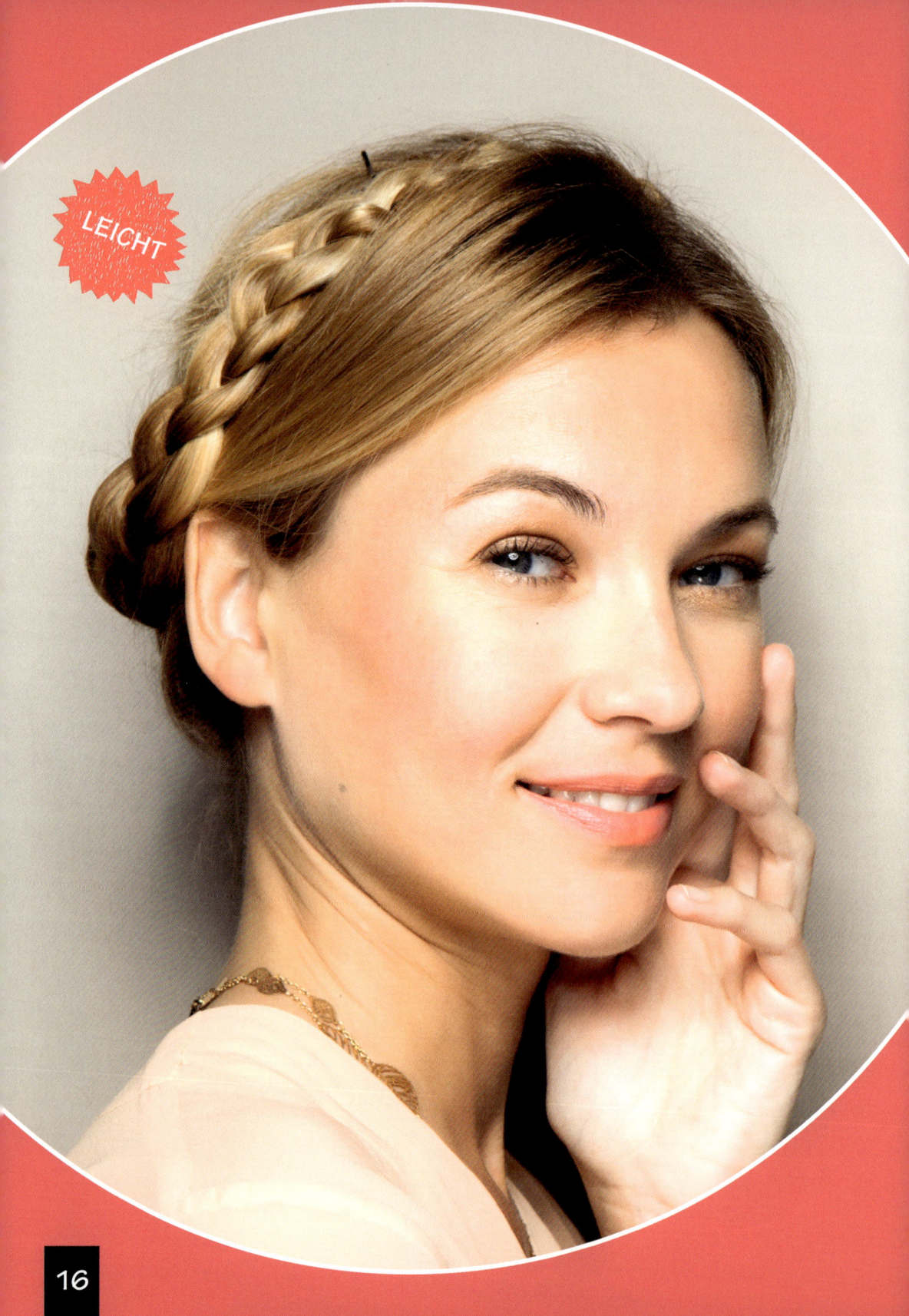

LEICHT

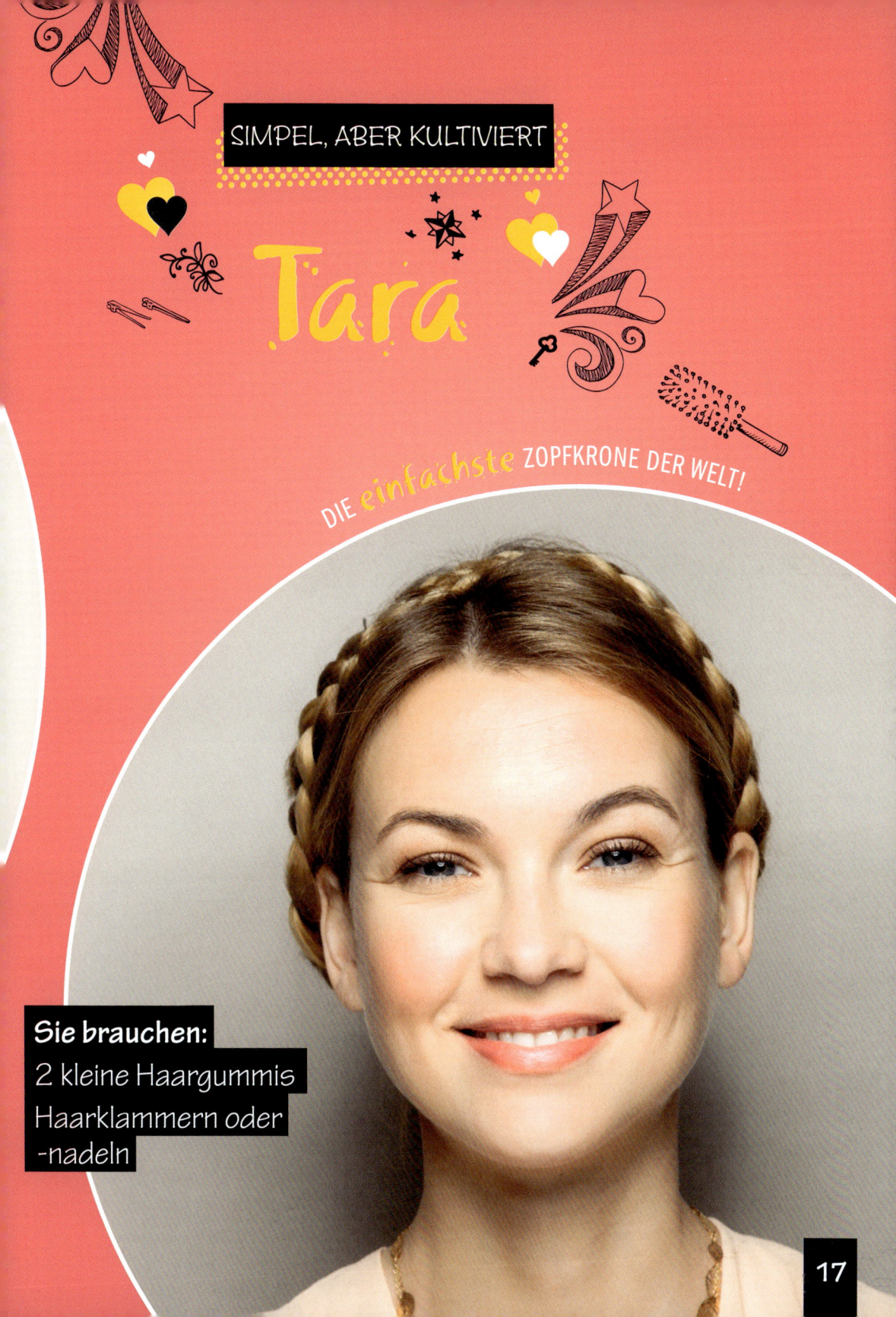

SIMPEL, ABER KULTIVIERT

Tara

DIE *einfachste* ZOPFKRONE DER WELT!

Sie brauchen:

2 kleine Haargummis

Haarklammern oder
-nadeln

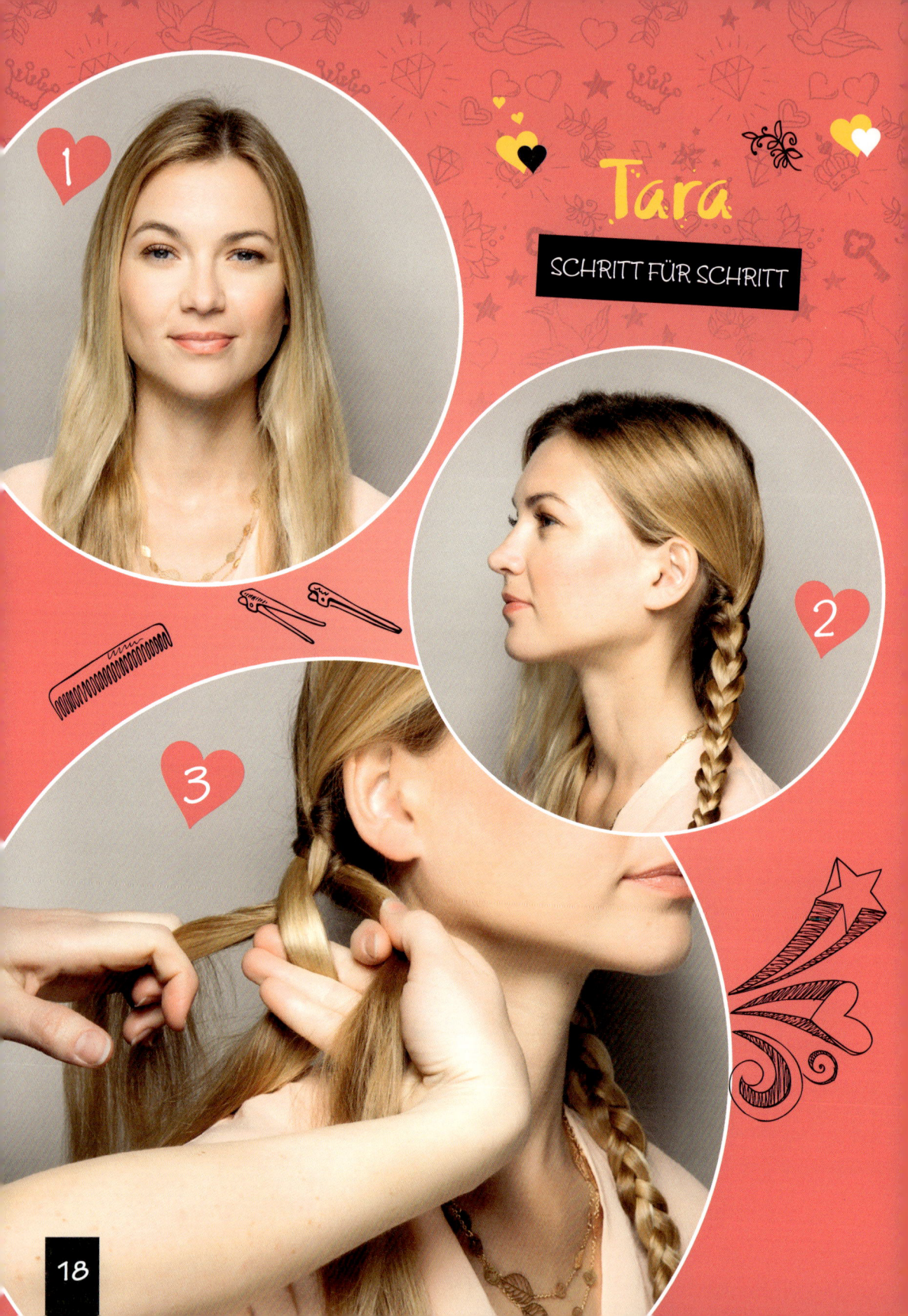

Tara

SCHRITT FÜR SCHRITT

1

2

3

18

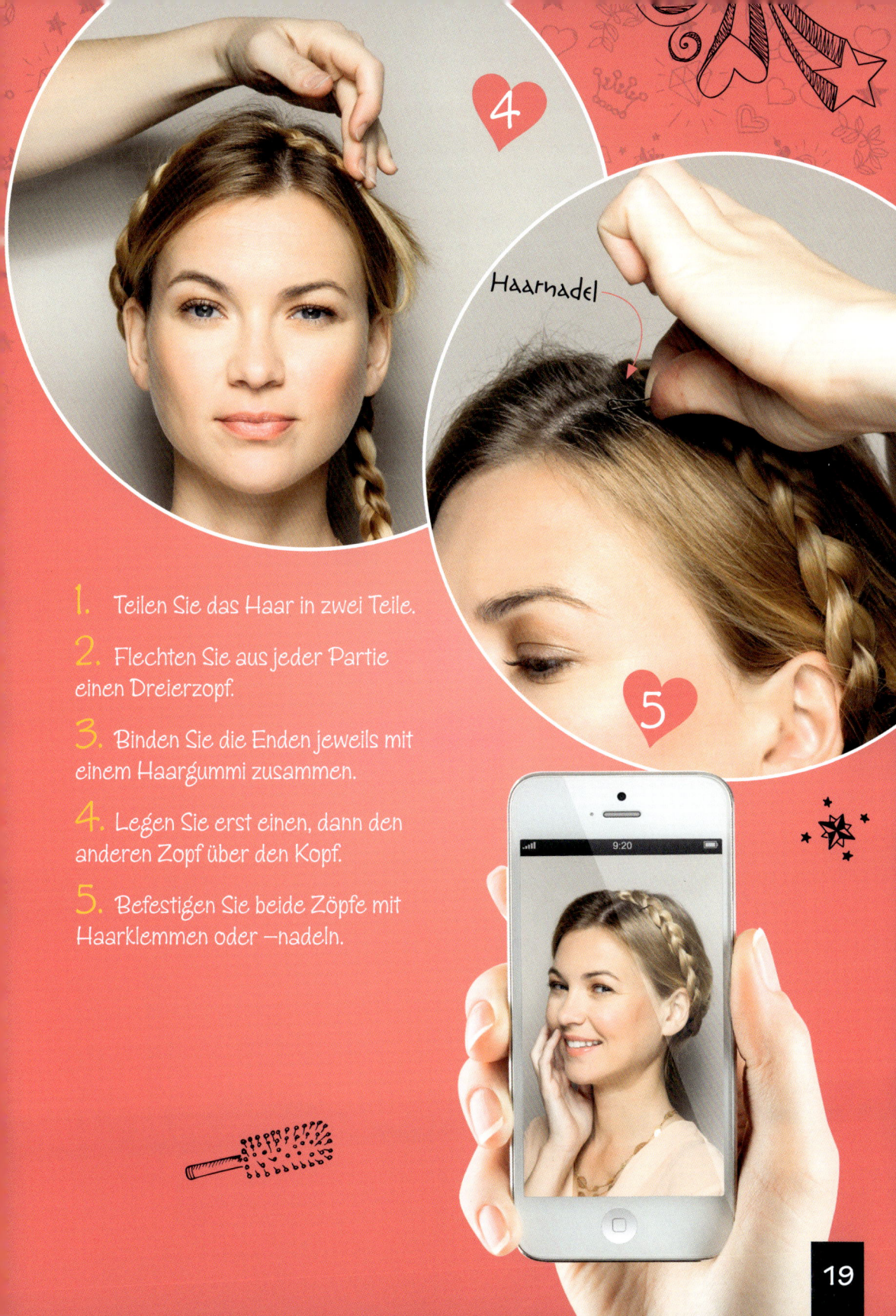

4

Haarnadel

1. Teilen Sie das Haar in zwei Teile.

2. Flechten Sie aus jeder Partie einen Dreierzopf.

3. Binden Sie die Enden jeweils mit einem Haargummi zusammen.

4. Legen Sie erst einen, dann den anderen Zopf über den Kopf.

5. Befestigen Sie beide Zöpfe mit Haarklemmen oder –nadeln.

5

9:20

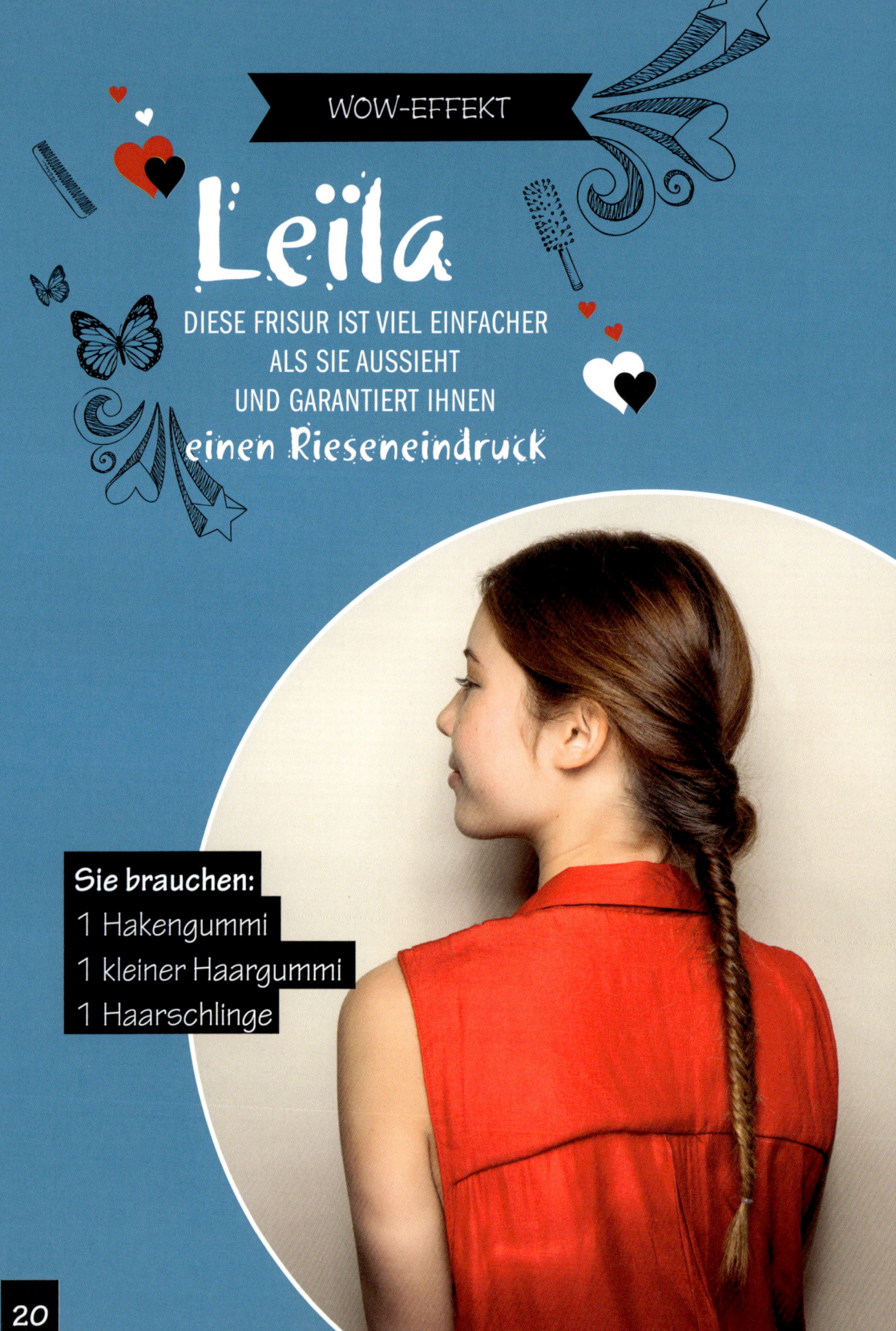

Leïla

DIESE FRISUR IST VIEL EINFACHER
ALS SIE AUSSIEHT
UND GARANTIERT IHNEN
einen Rieseneindruck

Sie brauchen:
1 Hakengummi
1 kleiner Haargummi
1 Haarschlinge

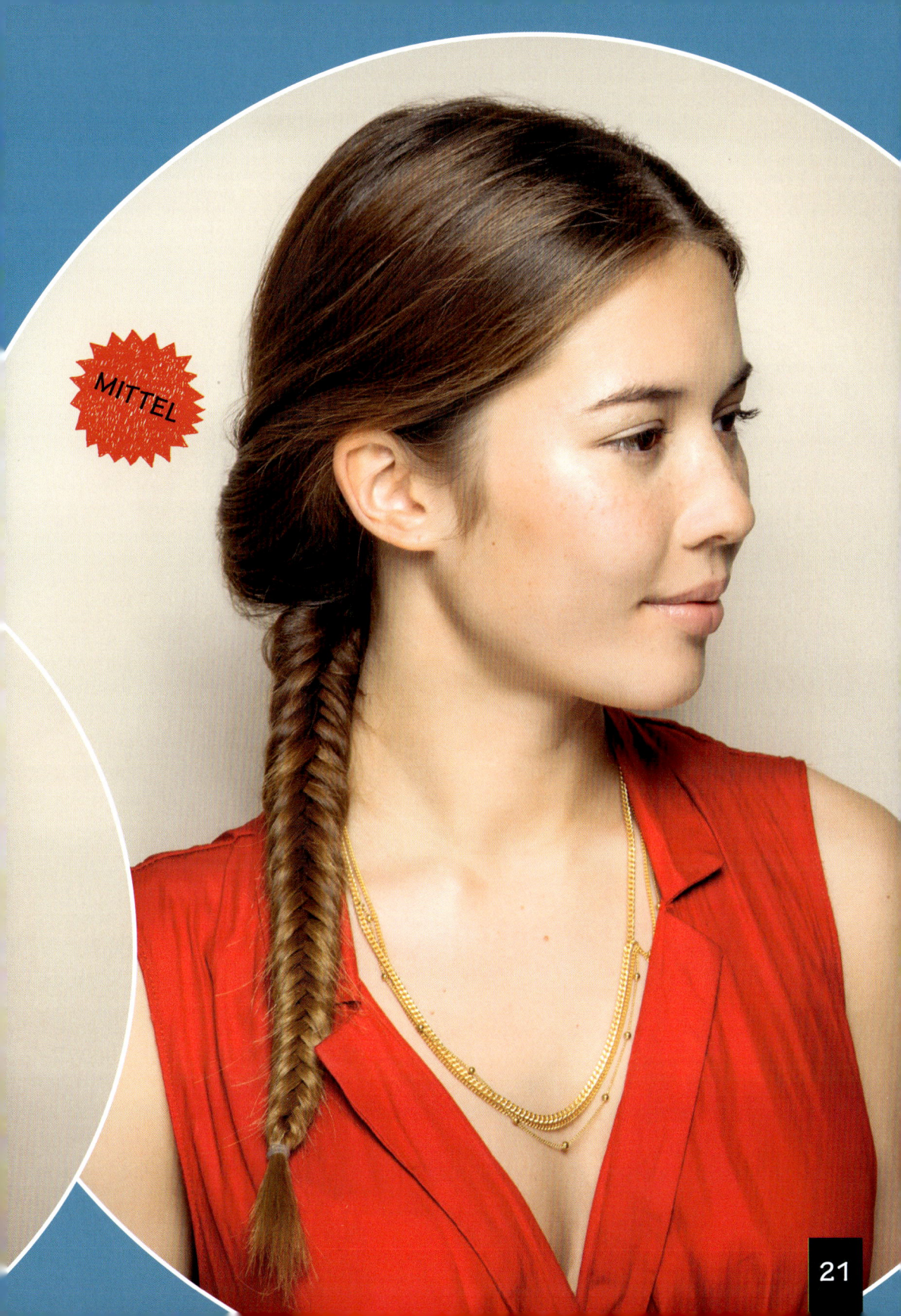

MITTEL

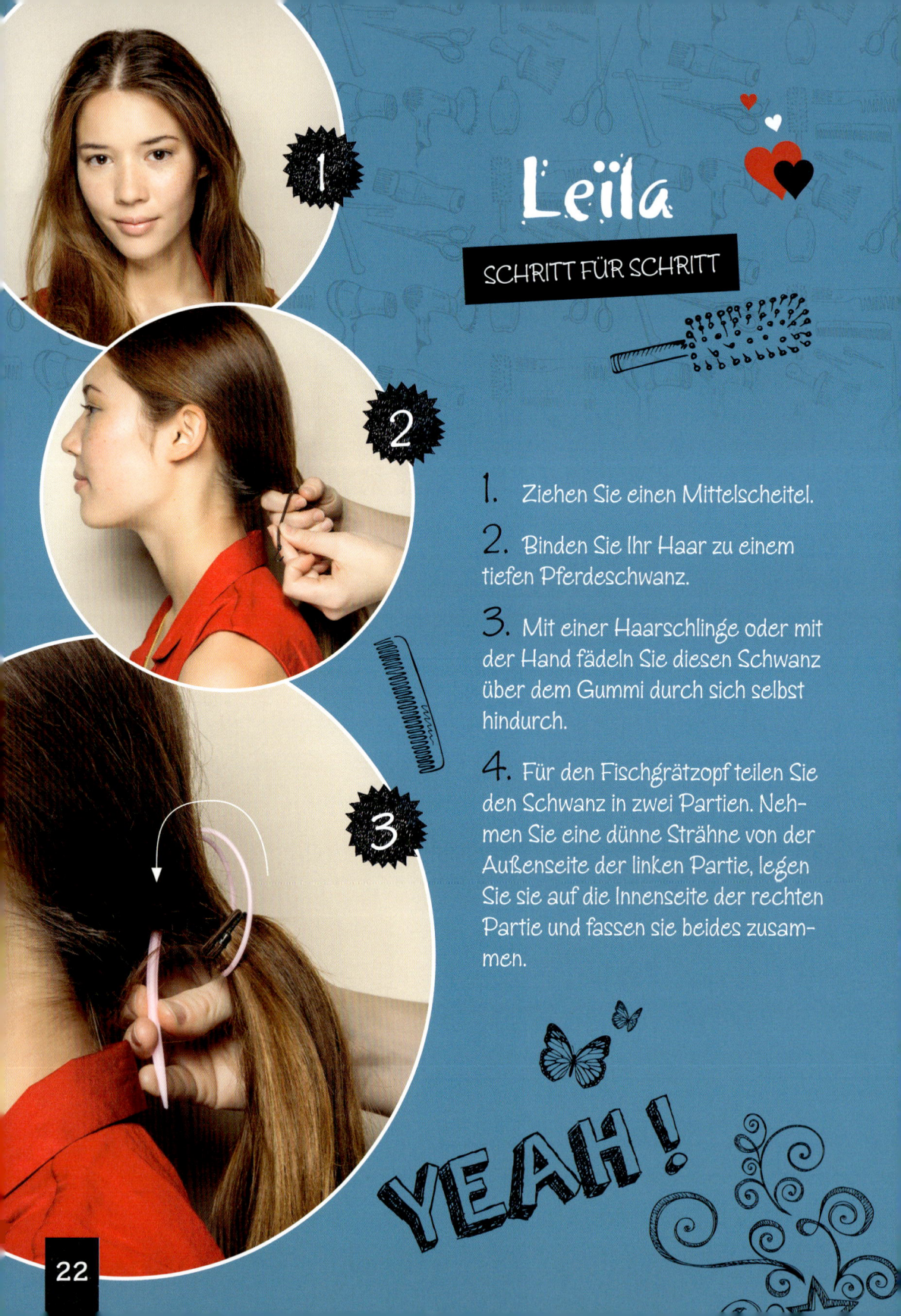

Leïla

SCHRITT FÜR SCHRITT

1. Ziehen Sie einen Mittelscheitel.

2. Binden Sie Ihr Haar zu einem tiefen Pferdeschwanz.

3. Mit einer Haarschlinge oder mit der Hand fädeln Sie diesen Schwanz über dem Gummi durch sich selbst hindurch.

4. Für den Fischgrätzopf teilen Sie den Schwanz in zwei Partien. Nehmen Sie eine dünne Strähne von der Außenseite der linken Partie, legen Sie sie auf die Innenseite der rechten Partie und fassen sie beides zusammen.

YEAH !

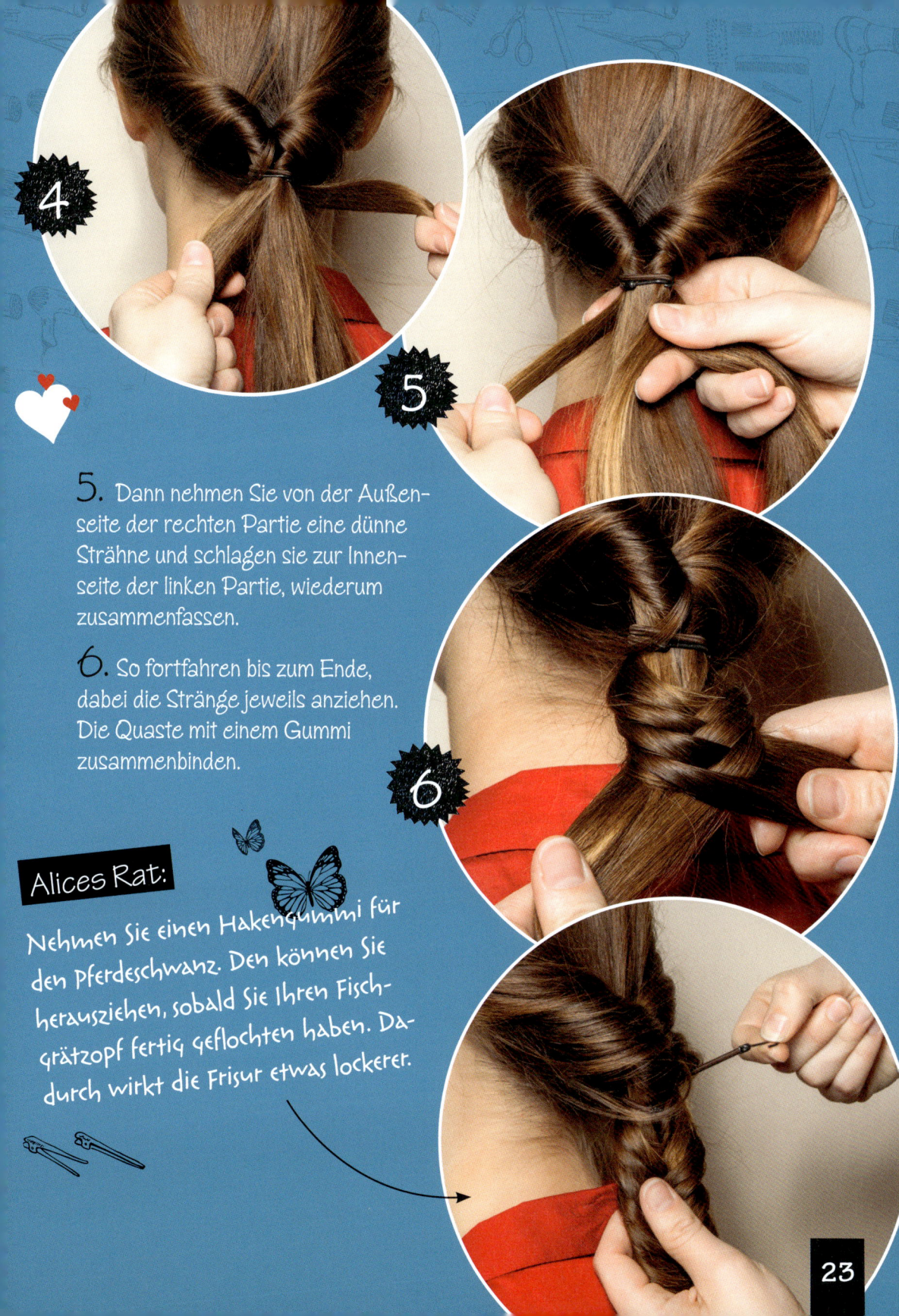

4

5

5. Dann nehmen Sie von der Außenseite der rechten Partie eine dünne
Strähne und schlagen sie zur Innenseite der linken Partie, wiederum
zusammenfassen.

6. So fortfahren bis zum Ende,
dabei die Stränge jeweils anziehen.
Die Quaste mit einem Gummi
zusammenbinden.

6

Alices Rat:

Nehmen Sie einen Hakengummi für
den Pferdeschwanz. Den können Sie
herausziehen, sobald Sie Ihren Fischgrätzopf fertig geflochten haben. Dadurch wirkt die Frisur etwas lockerer.

Carolina

Sie brauchen:
1 Haargummi
1 Haarklemme

VERLEIHEN SIE
IHREM PFERDESCHWANZ

FRISCHEN PFIFF

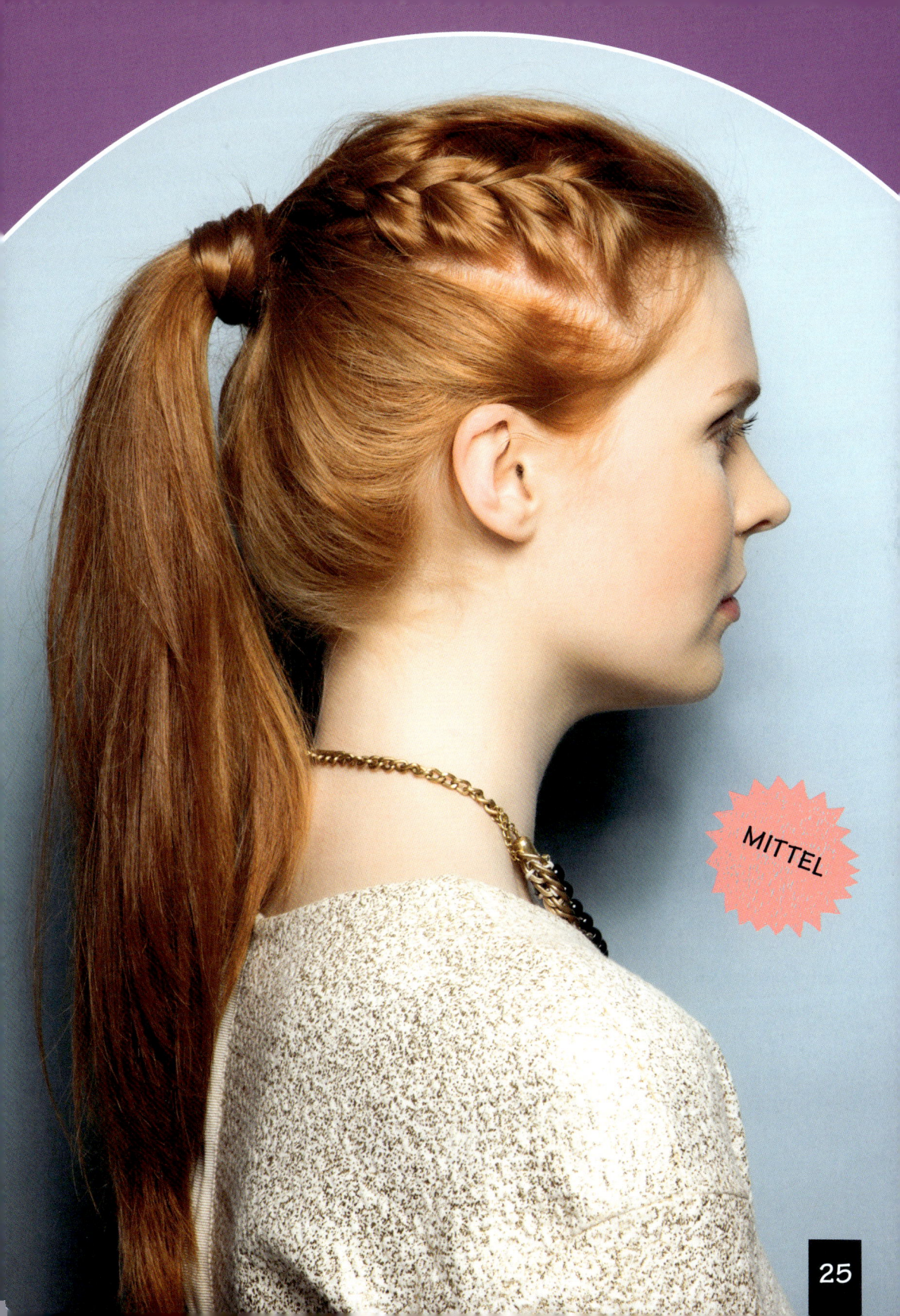

MITTEL

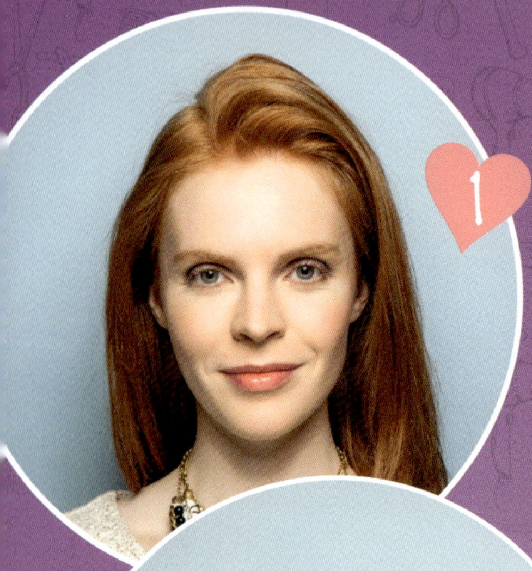

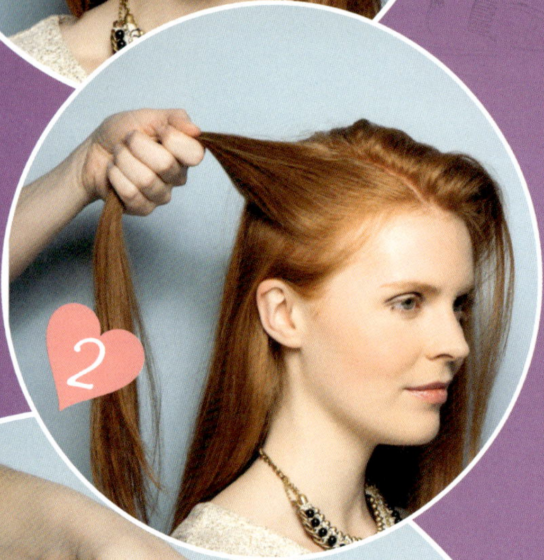

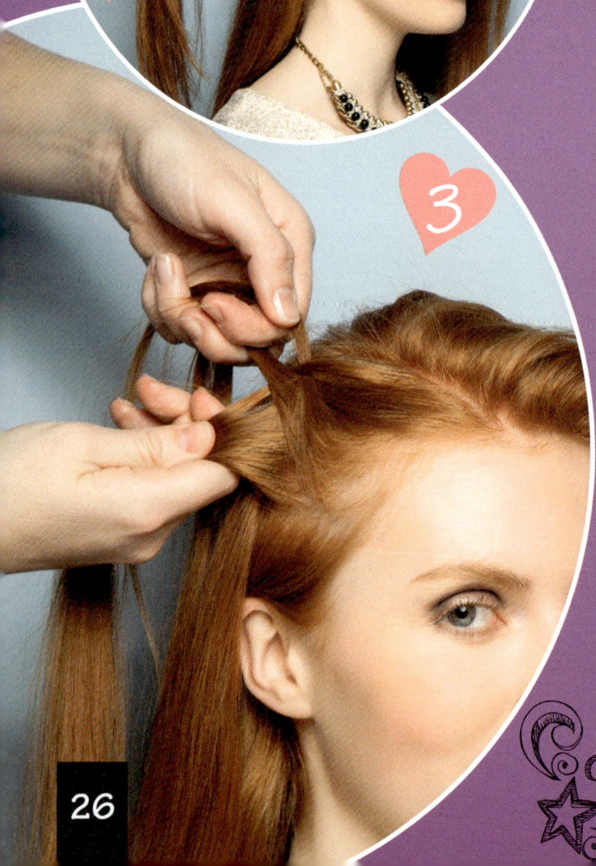

Carolina

SCHRITT FÜR SCHRITT

1. Ziehen Sie einen Seitenscheitel
2. Teilen Sie unterhalb des Scheitels eine Partie ab.
3. Flechten Sie einen französischen Zopf: Teilen Sie die Partie in drei Stränge. Flechten Sie sie eng an den Kopf, indem Sie zu jedem Strang jeweils eine schmale Strähne aus dem offenen Haar hinzunehmen. Hinter dem Ohr flechten sie den Zopf lose weiter.
4. Fassen Sie das Haar samt Zopf zu einem hohen Pferdeschwanz zusammen, den Sie mit einem Haargummi zusammenbinden.

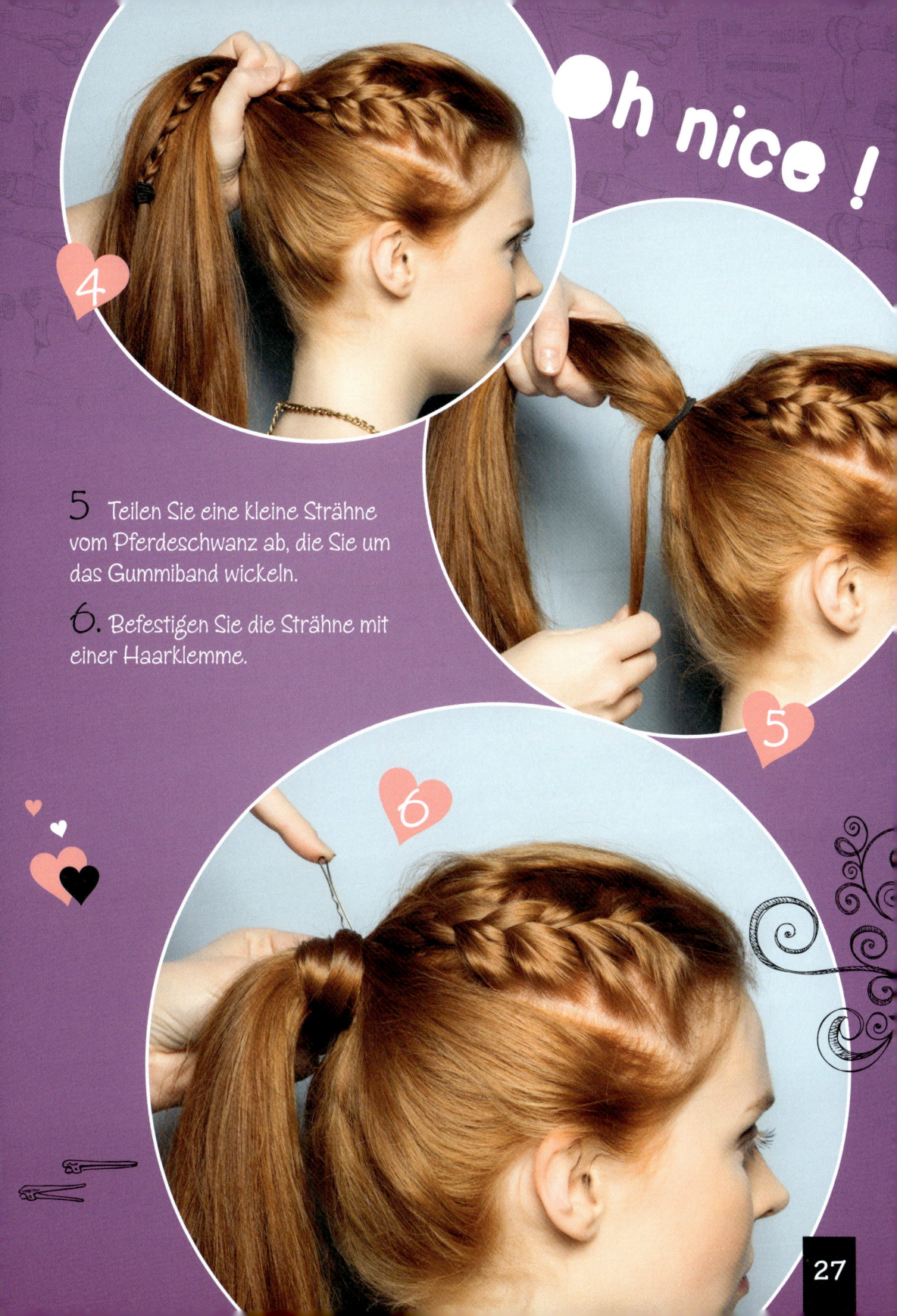

Oh nice !

5 Teilen Sie eine kleine Strähne vom Pferdeschwanz ab, die Sie um das Gummiband wickeln.

6. Befestigen Sie die Strähne mit einer Haarklemme.

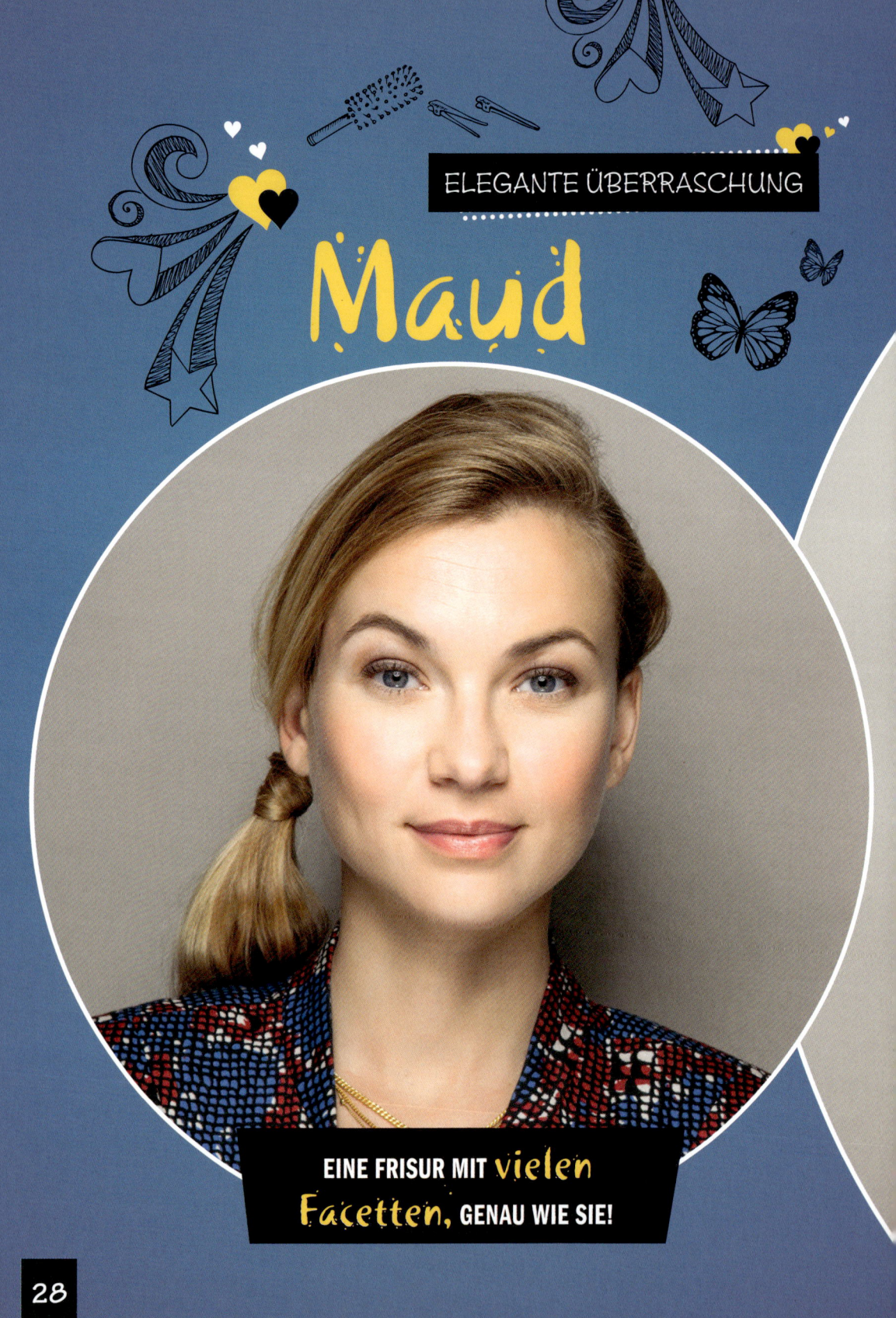

ELEGANTE ÜBERRASCHUNG

Maud

EINE FRISUR MIT vielen Facetten, GENAU WIE SIE!

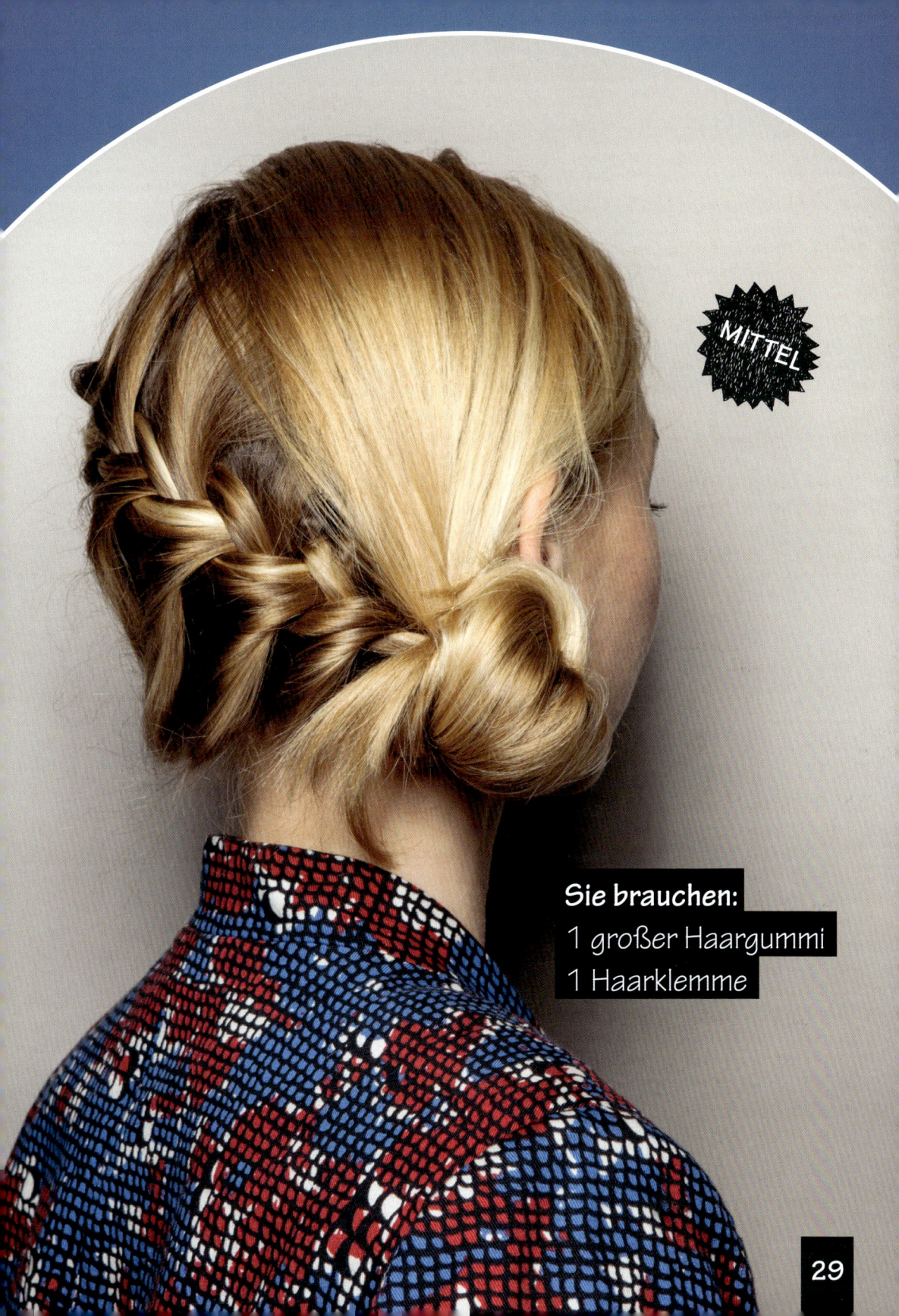

MITTEL

Sie brauchen:
1 großer Haargummi
1 Haarklemme

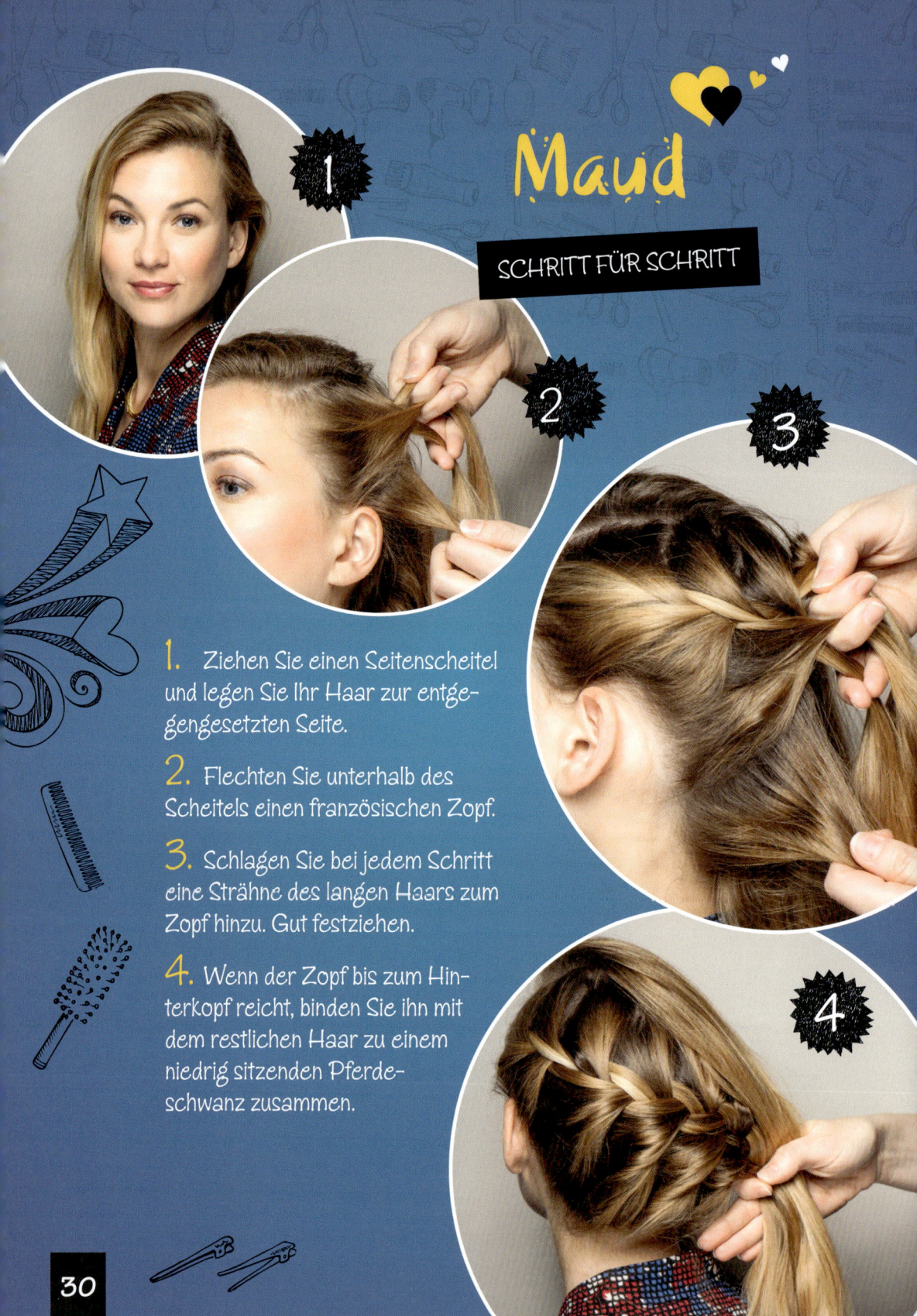

Maud

SCHRITT FÜR SCHRITT

1. Ziehen Sie einen Seitenscheitel und legen Sie Ihr Haar zur entgegengesetzten Seite.

2. Flechten Sie unterhalb des Scheitels einen französischen Zopf.

3. Schlagen Sie bei jedem Schritt eine Strähne des langen Haars zum Zopf hinzu. Gut festziehen.

4. Wenn der Zopf bis zum Hinterkopf reicht, binden Sie ihn mit dem restlichen Haar zu einem niedrig sitzenden Pferdeschwanz zusammen.

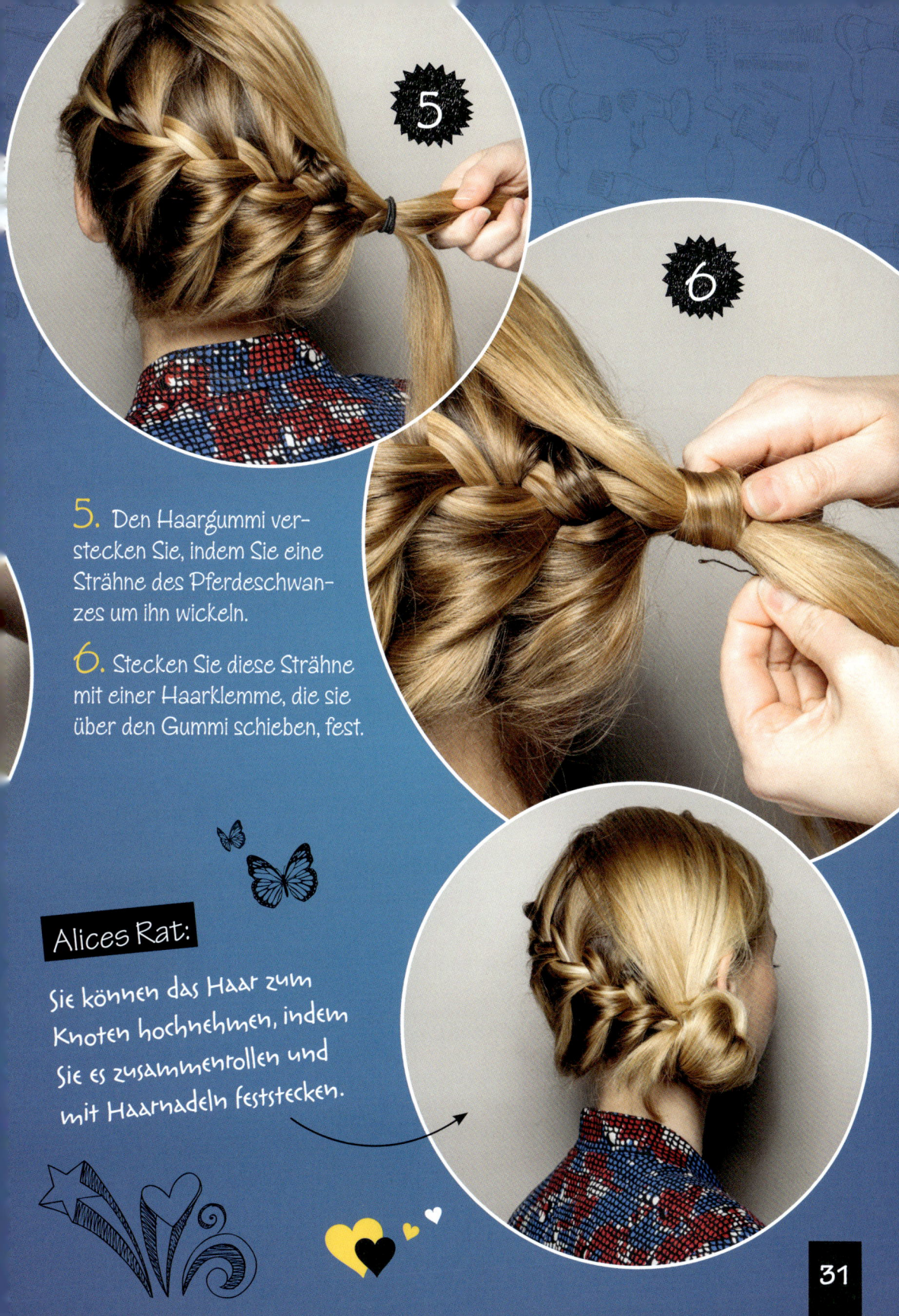

5. Den Haargummi ver-
stecken Sie, indem Sie eine
Strähne des Pferdeschwan-
zes um ihn wickeln.

6. Stecken Sie diese Strähne
mit einer Haarklemme, die sie
über den Gummi schieben, fest.

Alices Rat:

Sie können das Haar zum
Knoten hochnehmen, indem
Sie es zusammenrollen und
mit Haarnadeln feststecken.

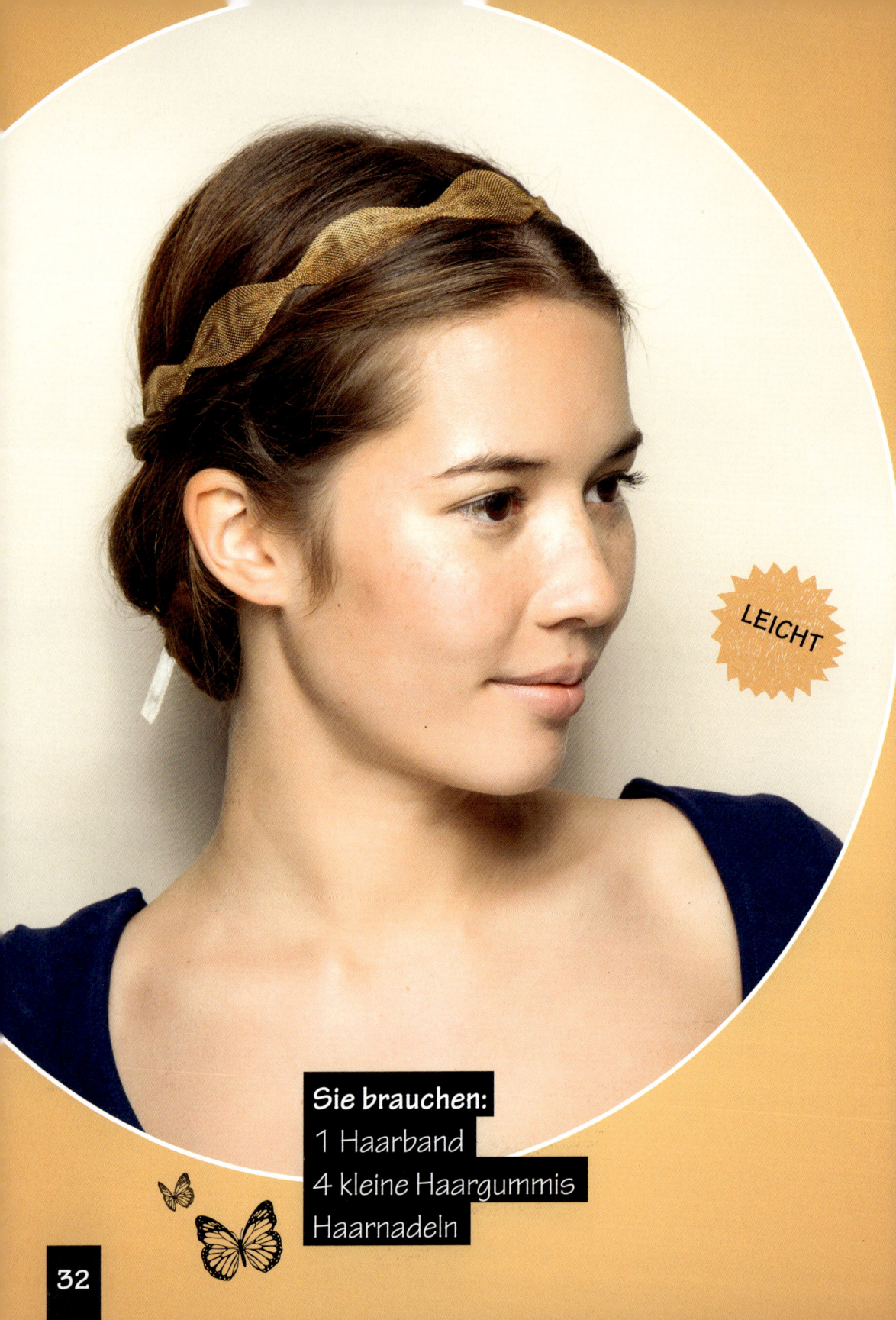

LEICHT

Sie brauchen:
1 Haarband
4 kleine Haargummis
Haarnadeln

Beatrice

DIESE FRISUR WIRD IHNEN EINE *unglaubliche* KOPFHALTUNG VERLEIHEN

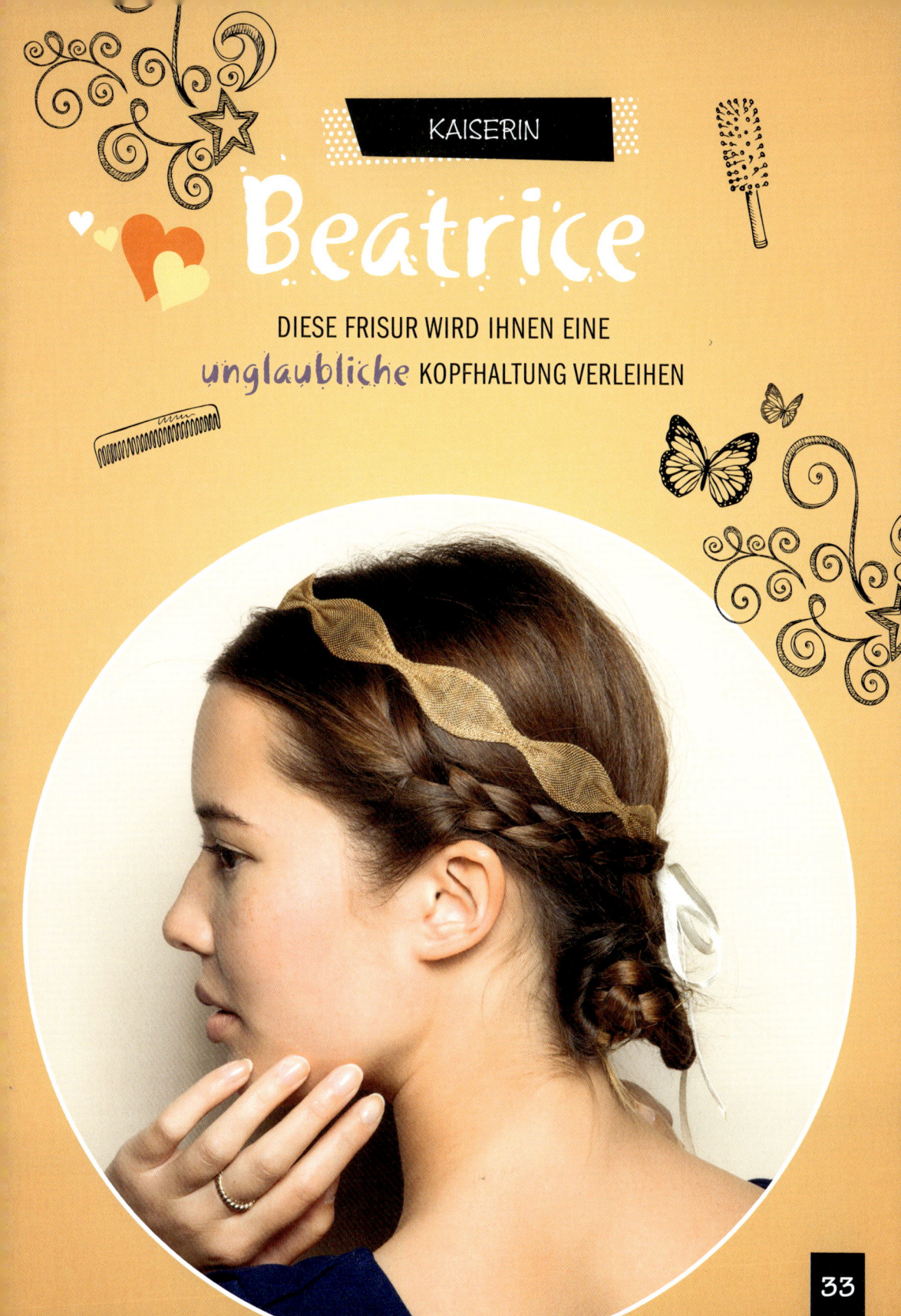

Beatrice

1. Ziehen Sie einen Mittelscheitel und schieben Sie das Haarband auf den Oberkopf.

2. Flechten sie auf jeder Seite ein Zöpfchen über dem Ohr.

3. Teilen Sie das Nackenhaar in zwei Partien, aus denen Sie auf ganzer Länge zwei einfache Zöpfe flechten.

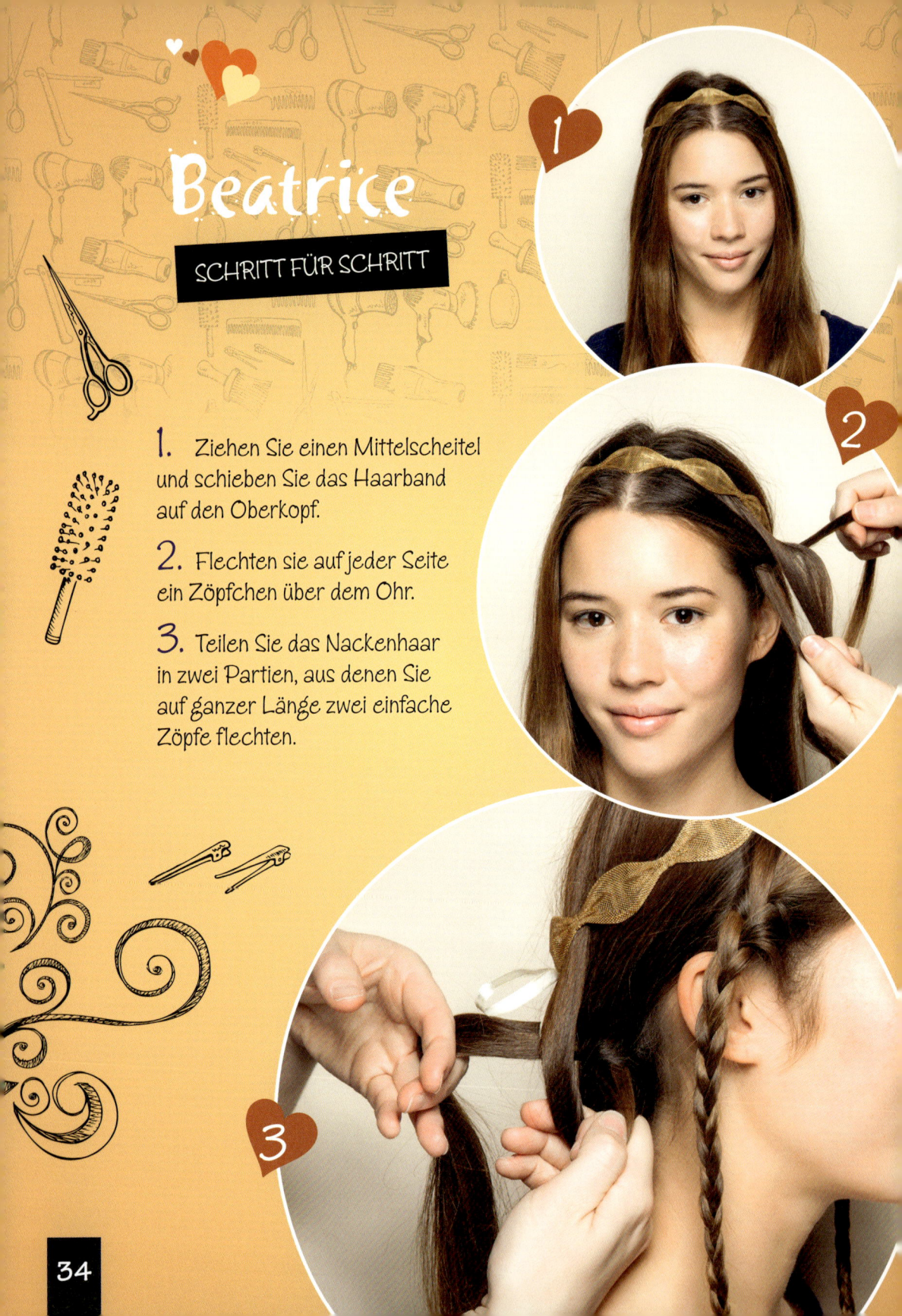

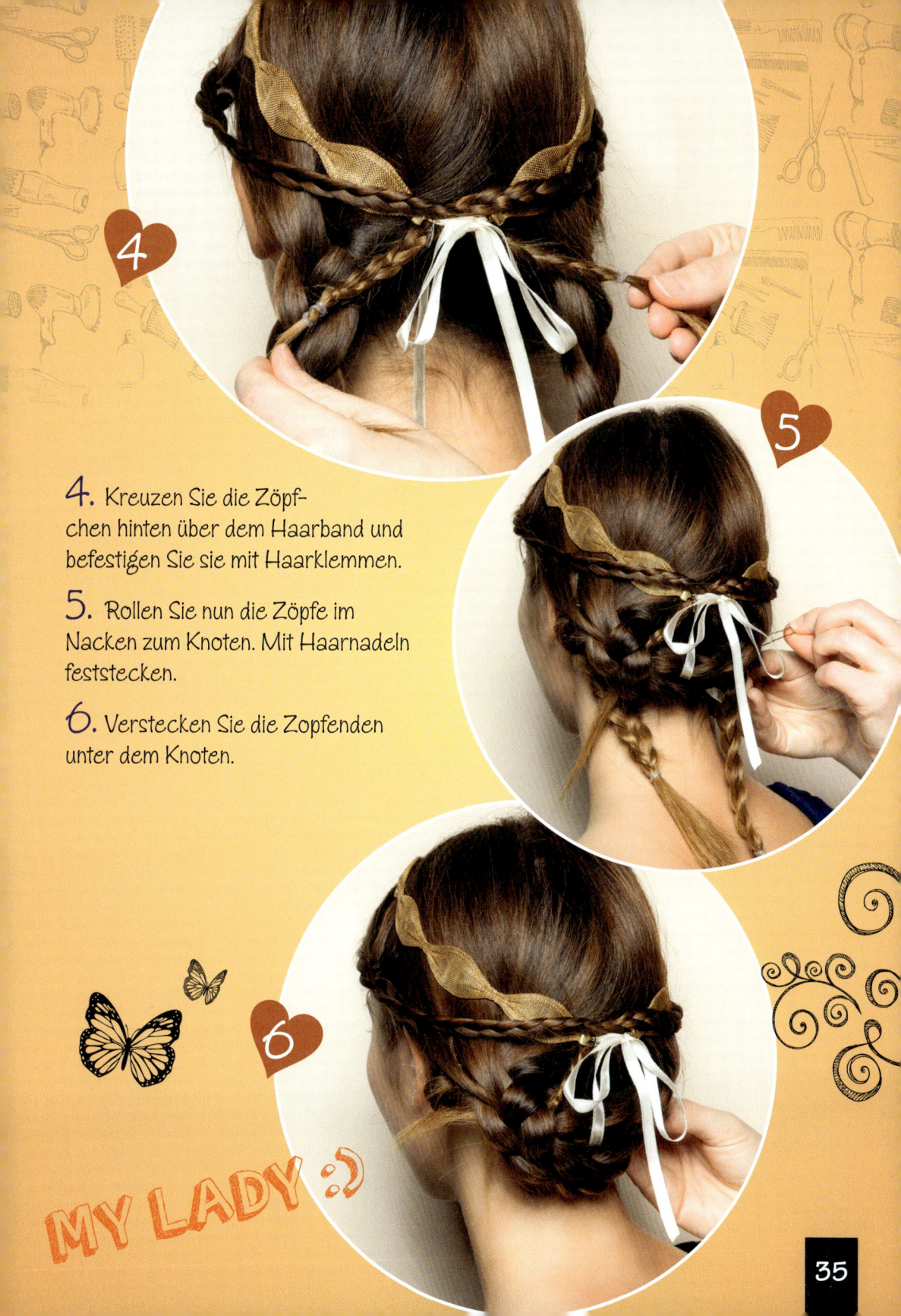

4. Kreuzen Sie die Zöpfchen hinten über dem Haarband und
befestigen Sie sie mit Haarklemmen.

5. Rollen Sie nun die Zöpfe im
Nacken zum Knoten. Mit Haarnadeln
feststecken.

6. Verstecken Sie die Zopfenden
unter dem Knoten.

MY LADY :)

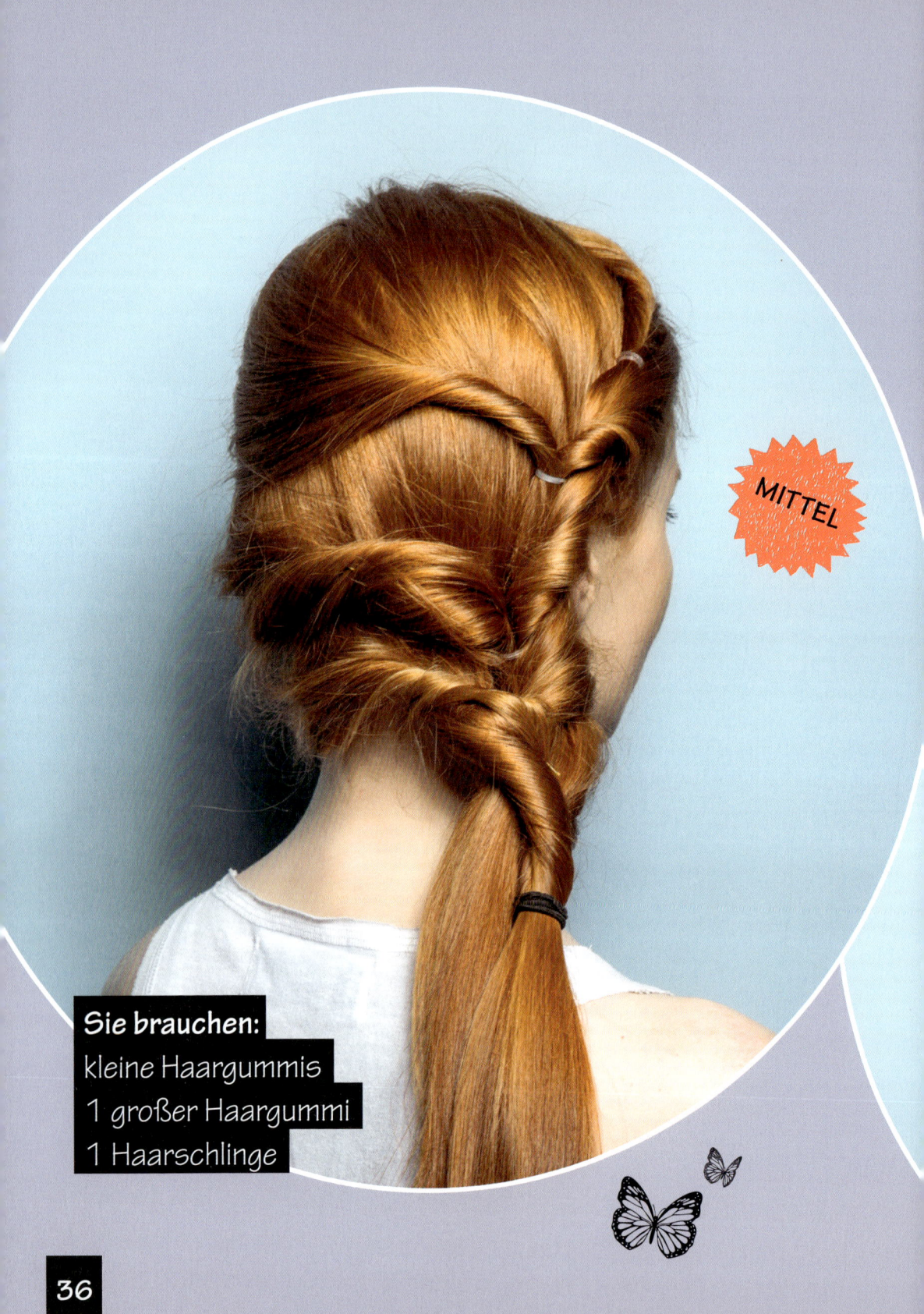

MITTEL

Sie brauchen:
kleine Haargummis
1 großer Haargummi
1 Haarschlinge

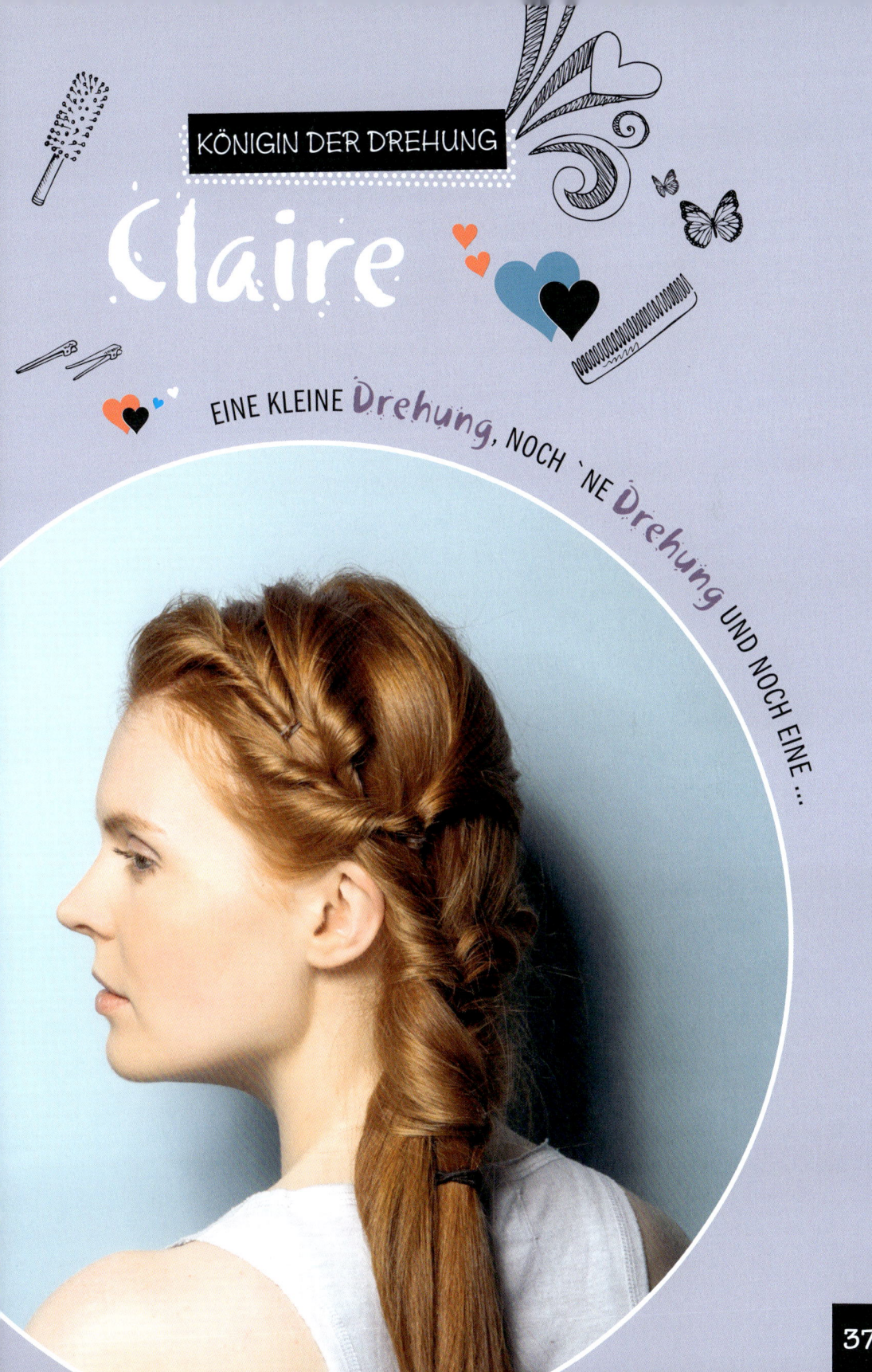

Claire

EINE KLEINE *Drehung*, NOCH `NE *Drehung* UND NOCH EINE ...

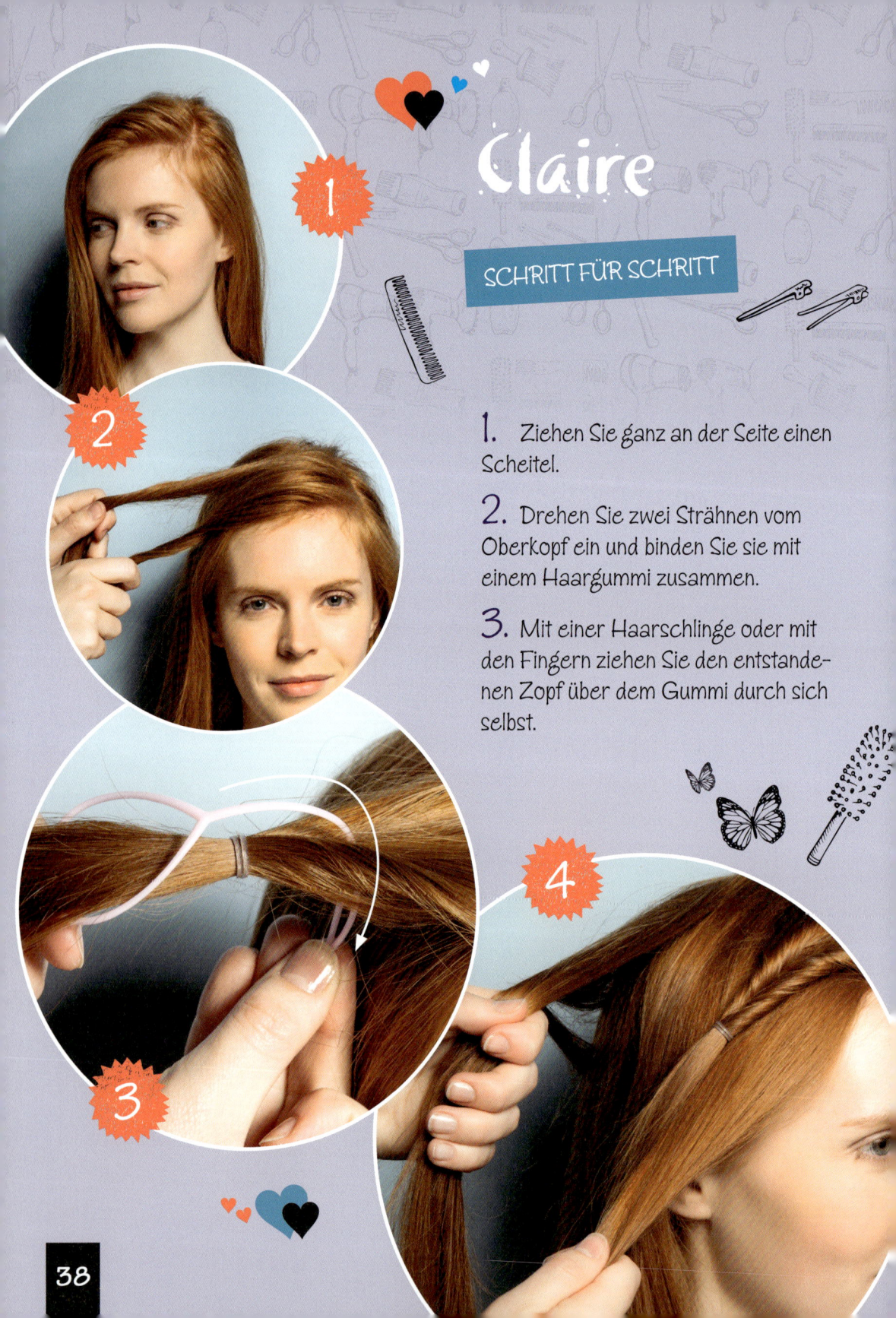

Claire

1. Ziehen Sie ganz an der Seite einen Scheitel.

2. Drehen Sie zwei Strähnen vom Oberkopf ein und binden Sie sie mit einem Haargummi zusammen.

3. Mit einer Haarschlinge oder mit den Fingern ziehen Sie den entstandenen Zopf über dem Gummi durch sich selbst.

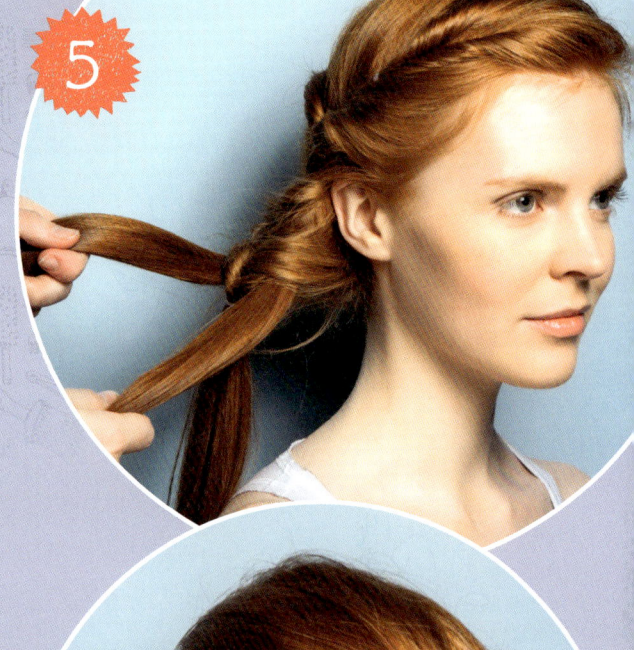

4. Wiederholen Sie diesen Vorgang mit weiteren Strähnen, die sie eindrehen, zusammenbinden und mit der Schlinge oberhalb des Gummis durchziehen. Nehmen Sie dazu auch Strähnchen vom Hinterkopf, denn Sie müssen quasi das gesamte Haar in Drehung versetzen.

5. Wenn Sie mit den Drehungen im Nacken angelangt sind, binden Sie die letzten Strähnen zusammen und verschlingen sie mit sich selbst.

6. Nebeln Sie die Frisur gut mit Haarspray ein, das gibt besseren Halt.

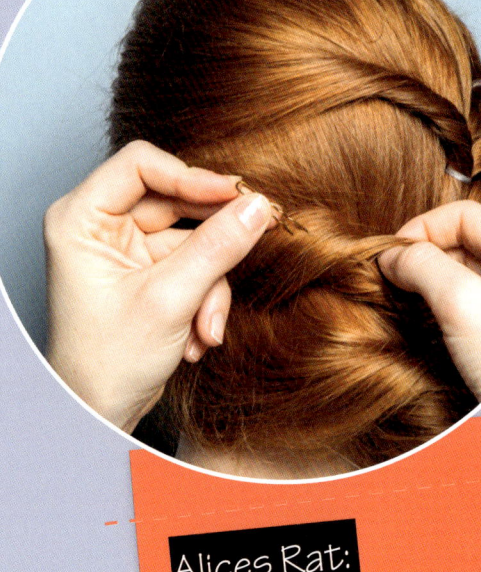

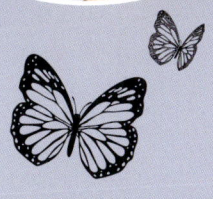

Alices Rat:

Sie können die gedrehten Strähnchen mit Haarnadeln feststecken. So hält die Frisur besser.

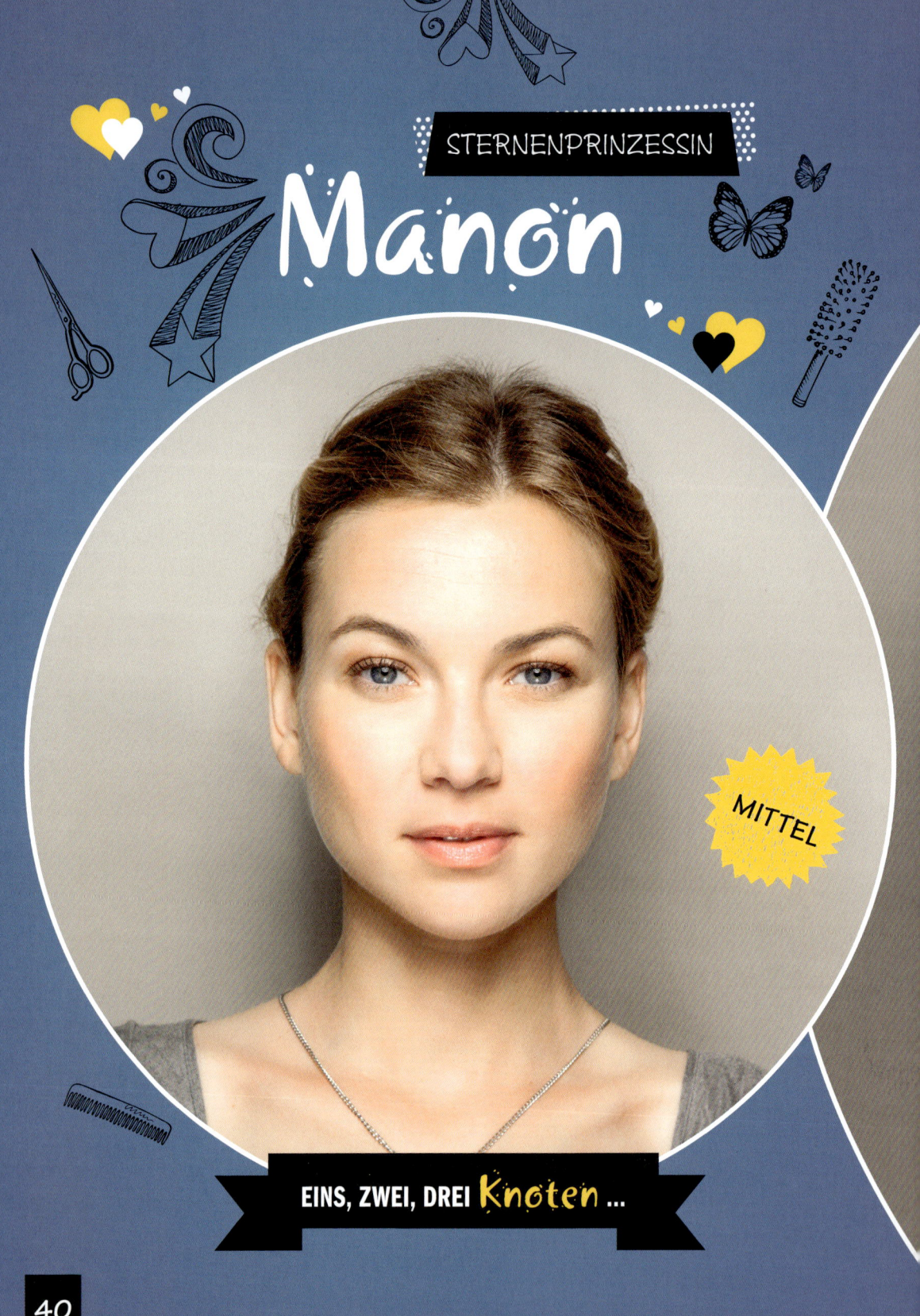

Manon

MITTEL

EINS, ZWEI, DREI Knoten ...

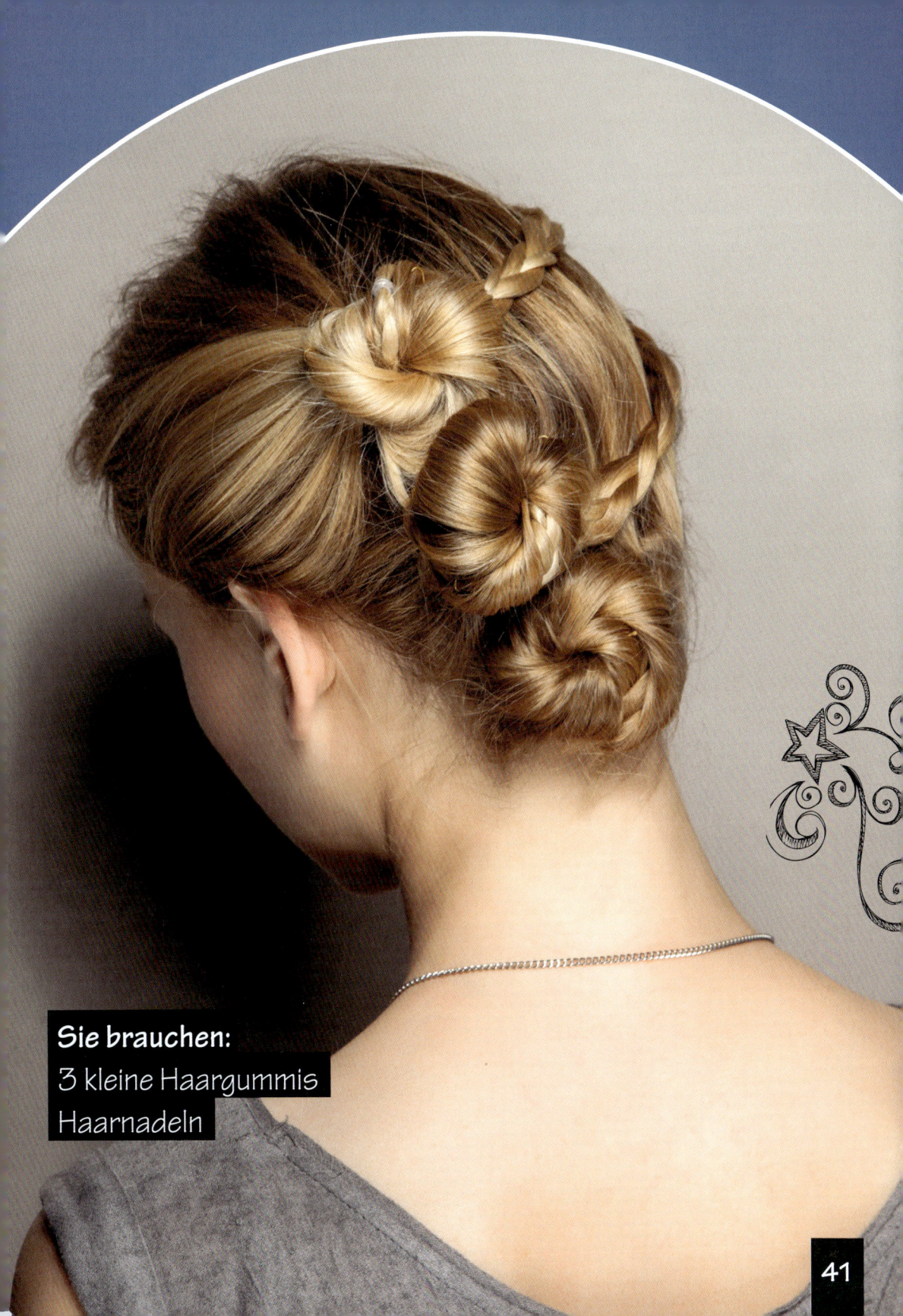

Sie brauchen:
3 kleine Haargummis
Haarnadeln

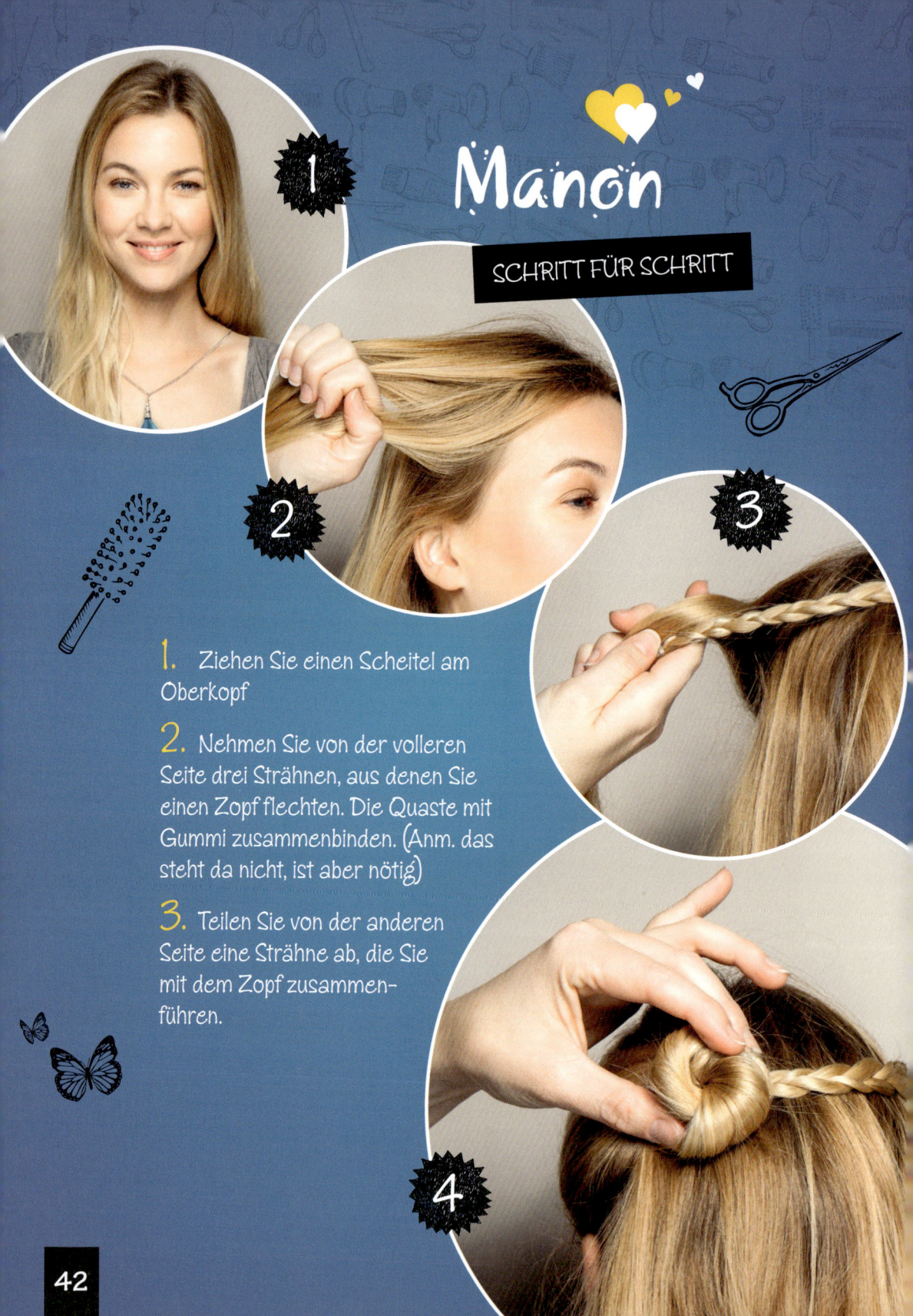

Manon

1 **2** **3**

1. Ziehen Sie einen Scheitel am Oberkopf

2. Nehmen Sie von der volleren Seite drei Strähnen, aus denen Sie einen Zopf flechten. Die Quaste mit Gummi zusammenbinden. (Anm. das steht da nicht, ist aber nötig)

3. Teilen Sie von der anderen Seite eine Strähne ab, die Sie mit dem Zopf zusammen- führen.

4

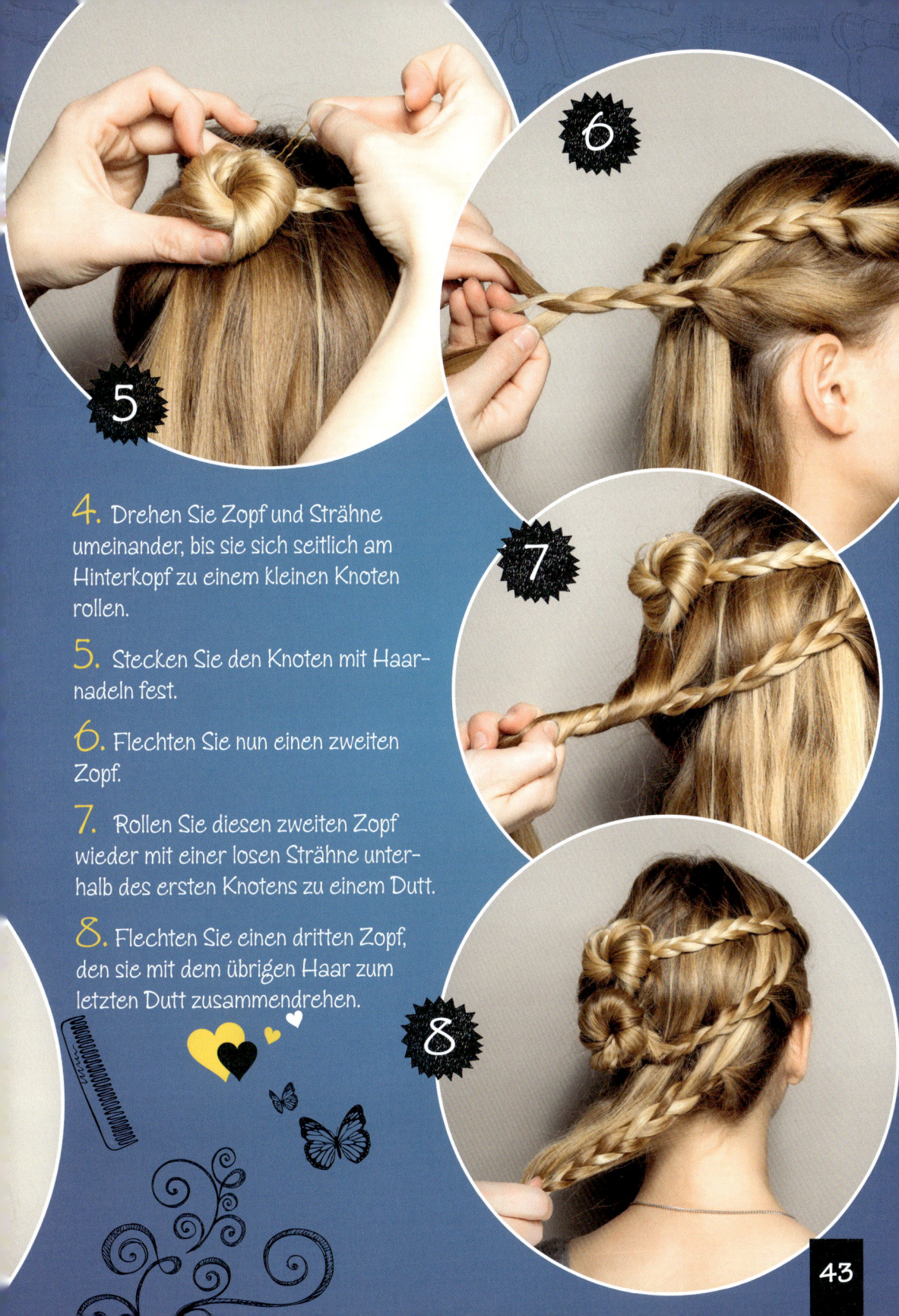

5

6

7

8

4. Drehen Sie Zopf und Strähne umeinander, bis sie sich seitlich am Hinterkopf zu einem kleinen Knoten rollen.

5. Stecken Sie den Knoten mit Haarnadeln fest.

6. Flechten Sie nun einen zweiten Zopf.

7. Rollen Sie diesen zweiten Zopf wieder mit einer losen Strähne unterhalb des ersten Knotens zu einem Dutt.

8. Flechten Sie einen dritten Zopf, den sie mit dem übrigen Haar zum letzten Dutt zusammendrehen.

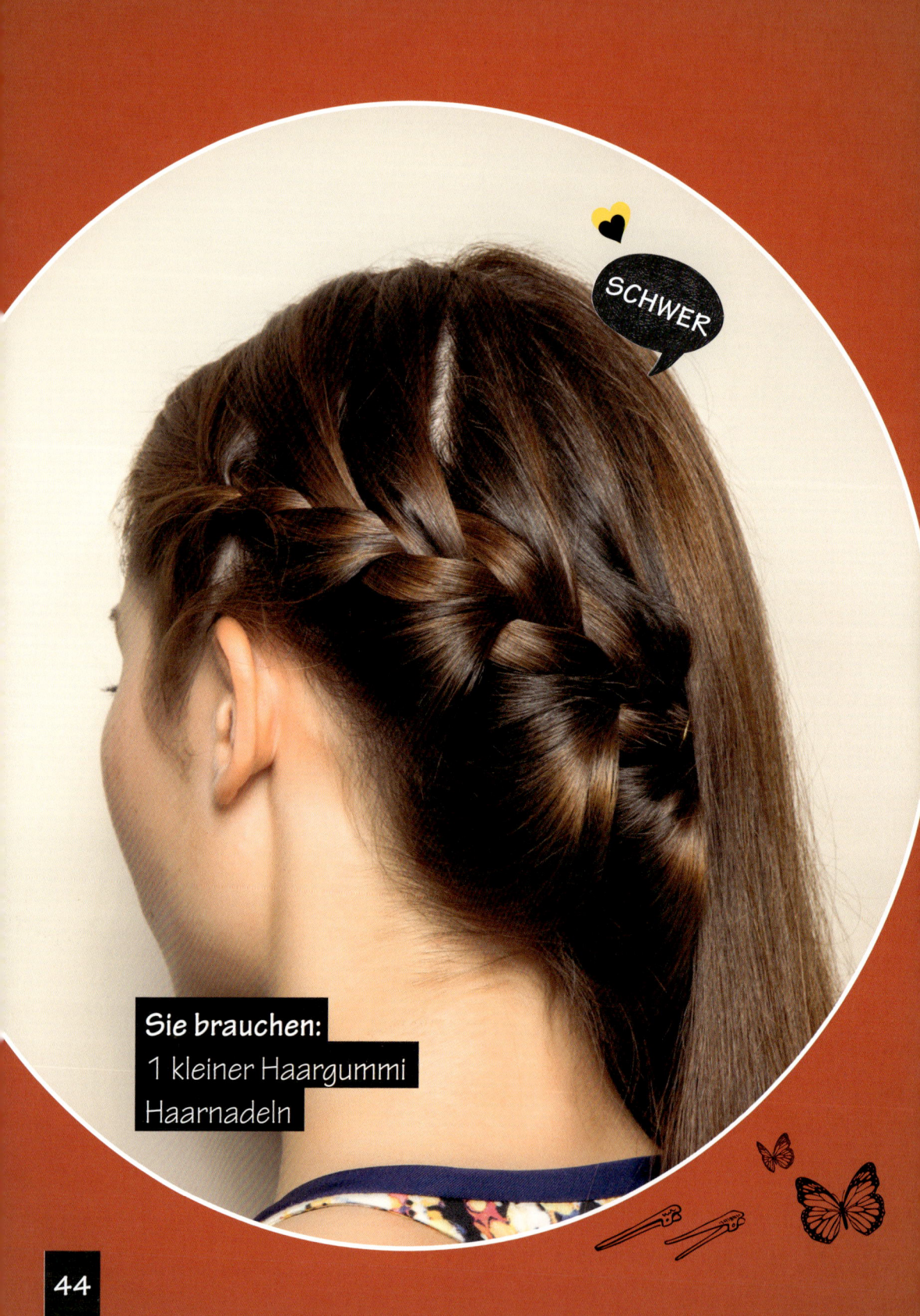

Lou

KOMBINIEREN SIE IHR SCHÖNSTES KLEID
MIT DIESEM ZOPF, DENN ER GEHÖRT AUF DEN

ROTEN TEPPICH

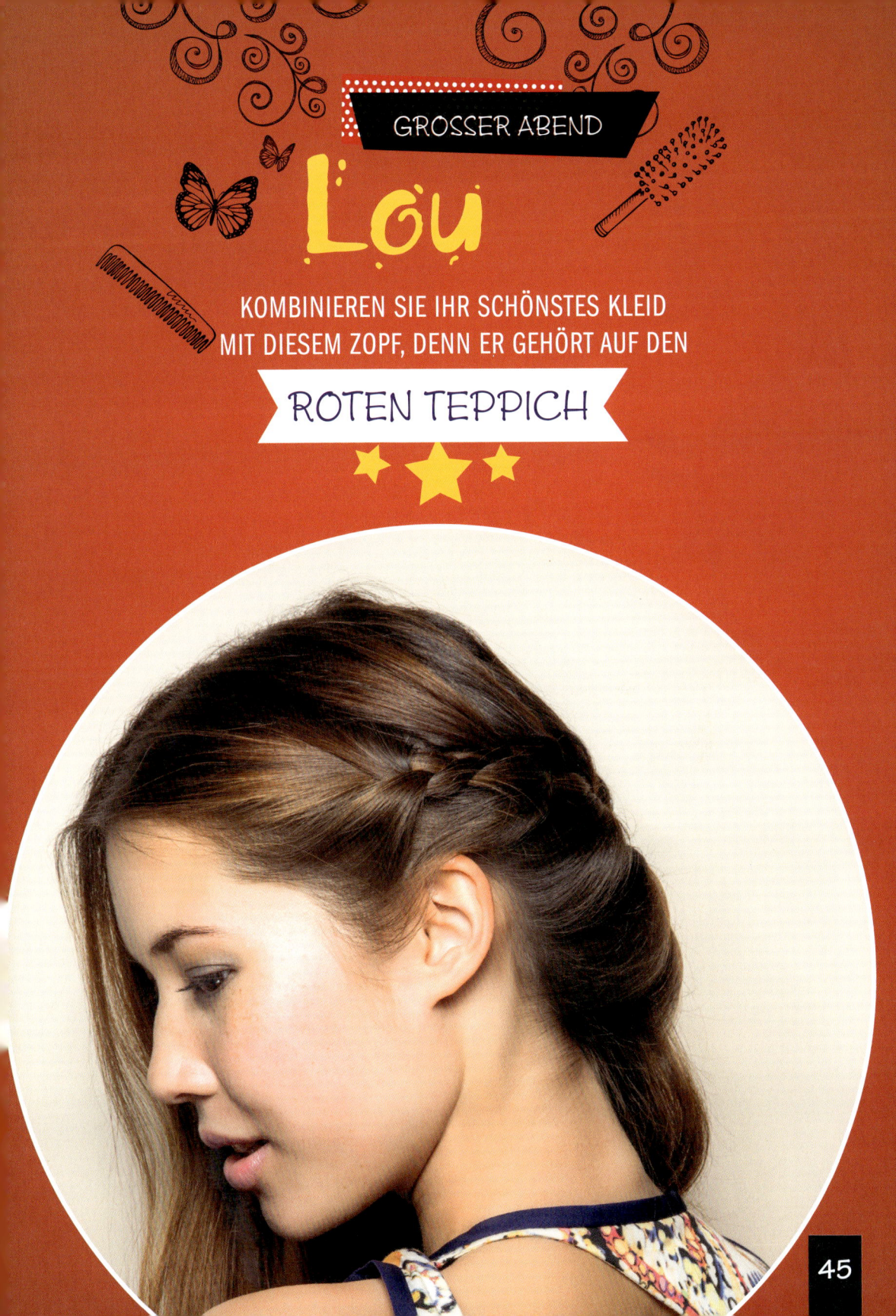

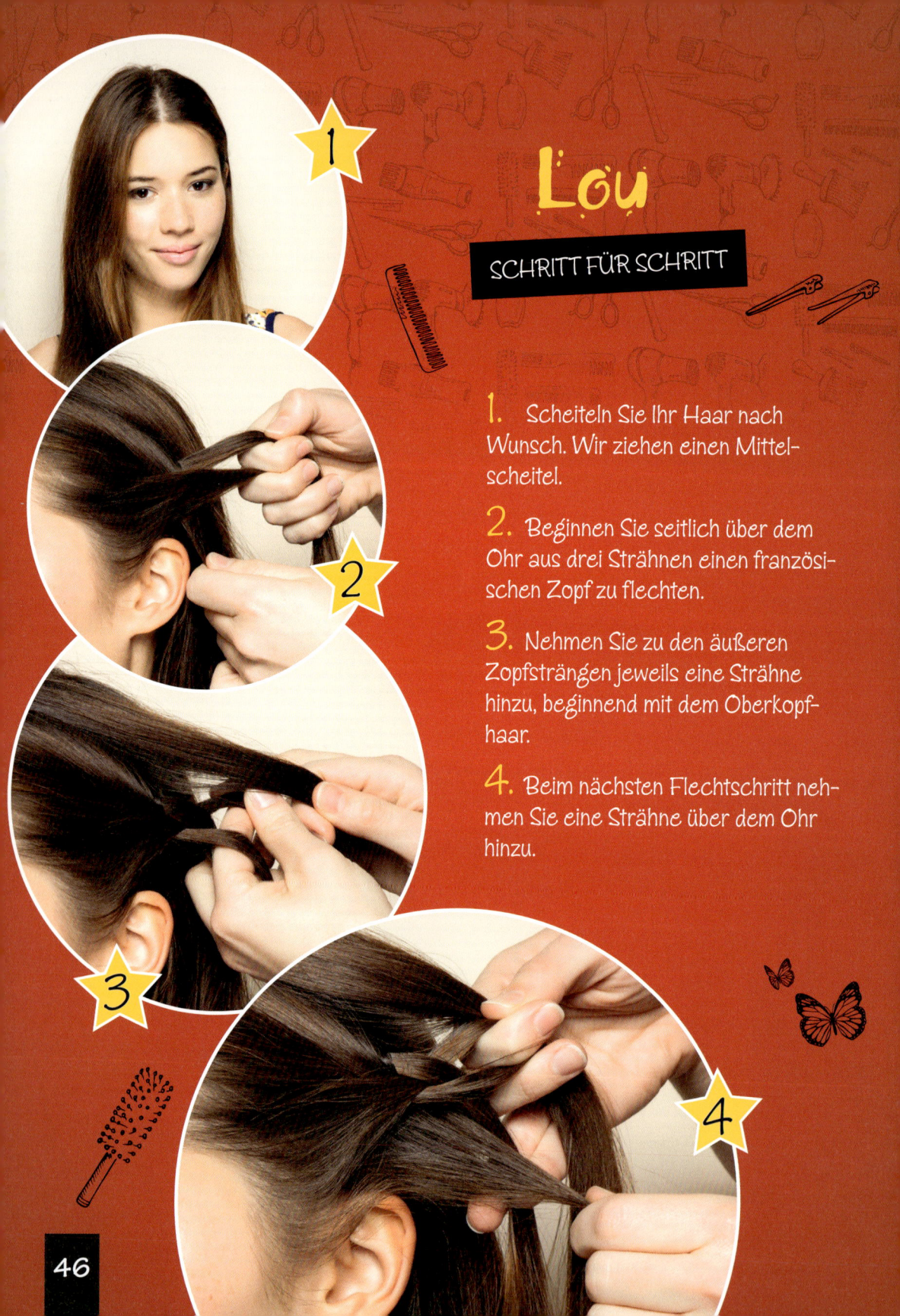

Lou

1. Scheiteln Sie Ihr Haar nach Wunsch. Wir ziehen einen Mittelscheitel.

2. Beginnen Sie seitlich über dem Ohr aus drei Strähnen einen französischen Zopf zu flechten.

3. Nehmen Sie zu den äußeren Zopfsträngen jeweils eine Strähne hinzu, beginnend mit dem Oberkopfhaar.

4. Beim nächsten Flechtschritt nehmen Sie eine Strähne über dem Ohr hinzu.

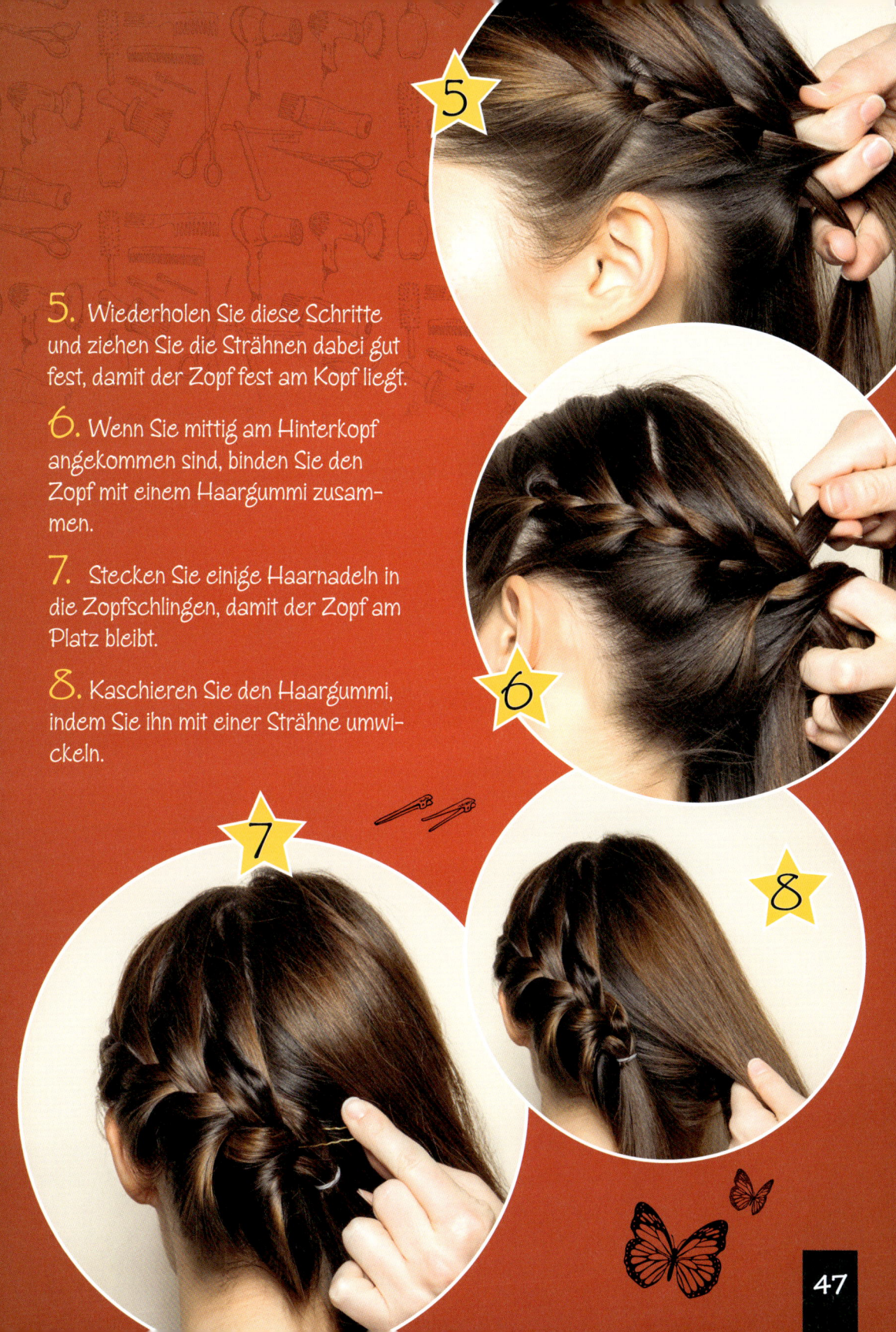

5. Wiederholen Sie diese Schritte und ziehen Sie die Strähnen dabei gut fest, damit der Zopf fest am Kopf liegt.

6. Wenn Sie mittig am Hinterkopf angekommen sind, binden Sie den Zopf mit einem Haargummi zusammen.

7. Stecken Sie einige Haarnadeln in die Zopfschlingen, damit der Zopf am Platz bleibt.

8. Kaschieren Sie den Haargummi, indem Sie ihn mit einer Strähne umwickeln.

BELLE ÉPOQUE

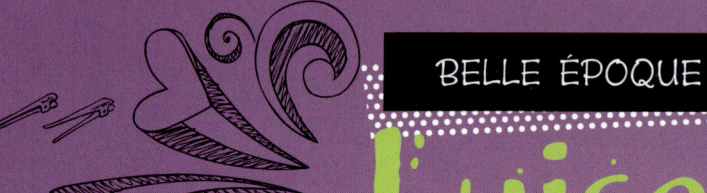

Luise

NEUER BLICK AUF EINE HÜBSCHE ANTIKE FRISUR

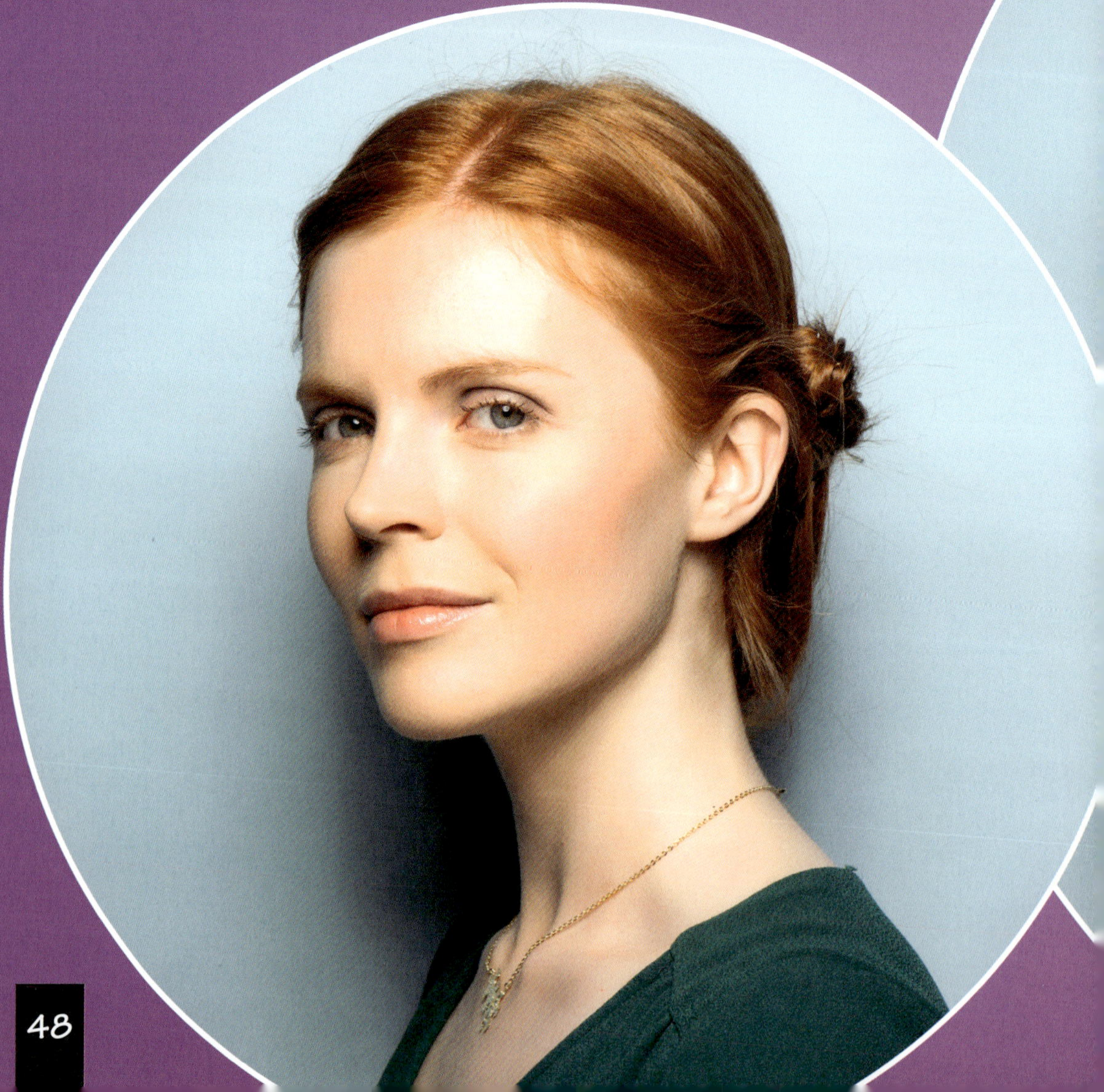

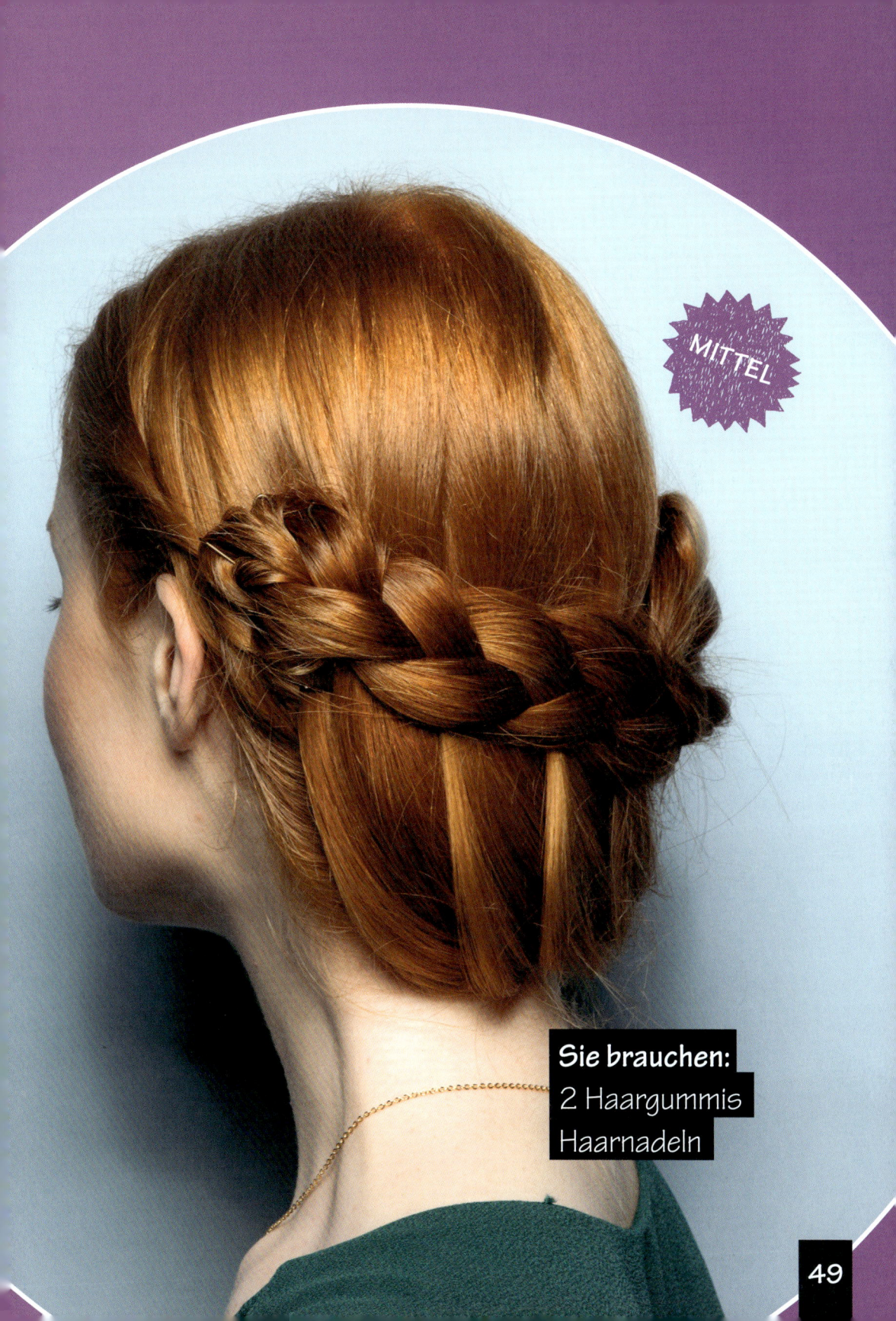

MITTEL

Sie brauchen:
2 Haargummis
Haarnadeln

49

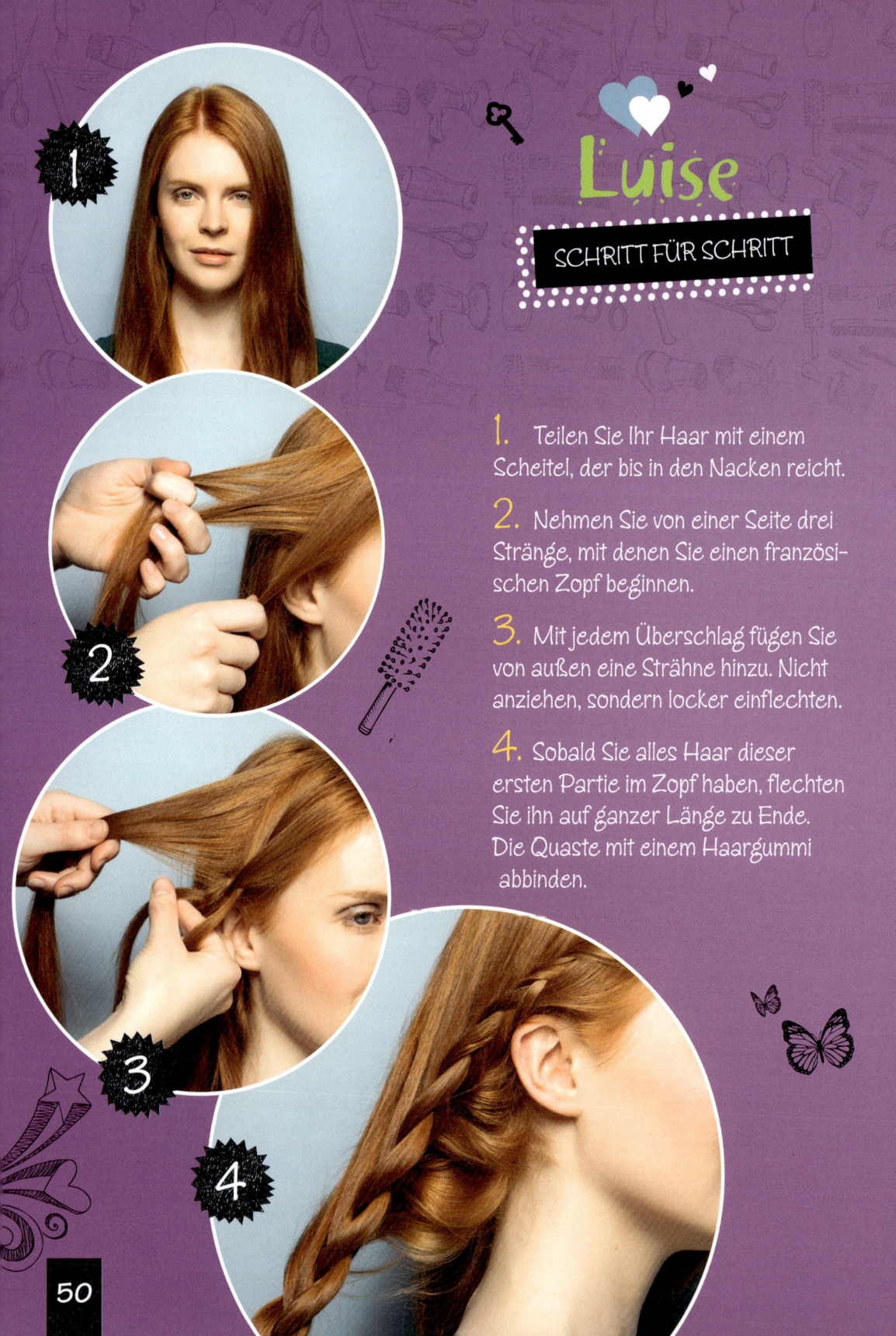

Luise

1. Teilen Sie Ihr Haar mit einem Scheitel, der bis in den Nacken reicht.

2. Nehmen Sie von einer Seite drei Stränge, mit denen Sie einen französischen Zopf beginnen.

3. Mit jedem Überschlag fügen Sie von außen eine Strähne hinzu. Nicht anziehen, sondern locker einflechten.

4. Sobald Sie alles Haar dieser ersten Partie im Zopf haben, flechten Sie ihn auf ganzer Länge zu Ende. Die Quaste mit einem Haargummi abbinden.

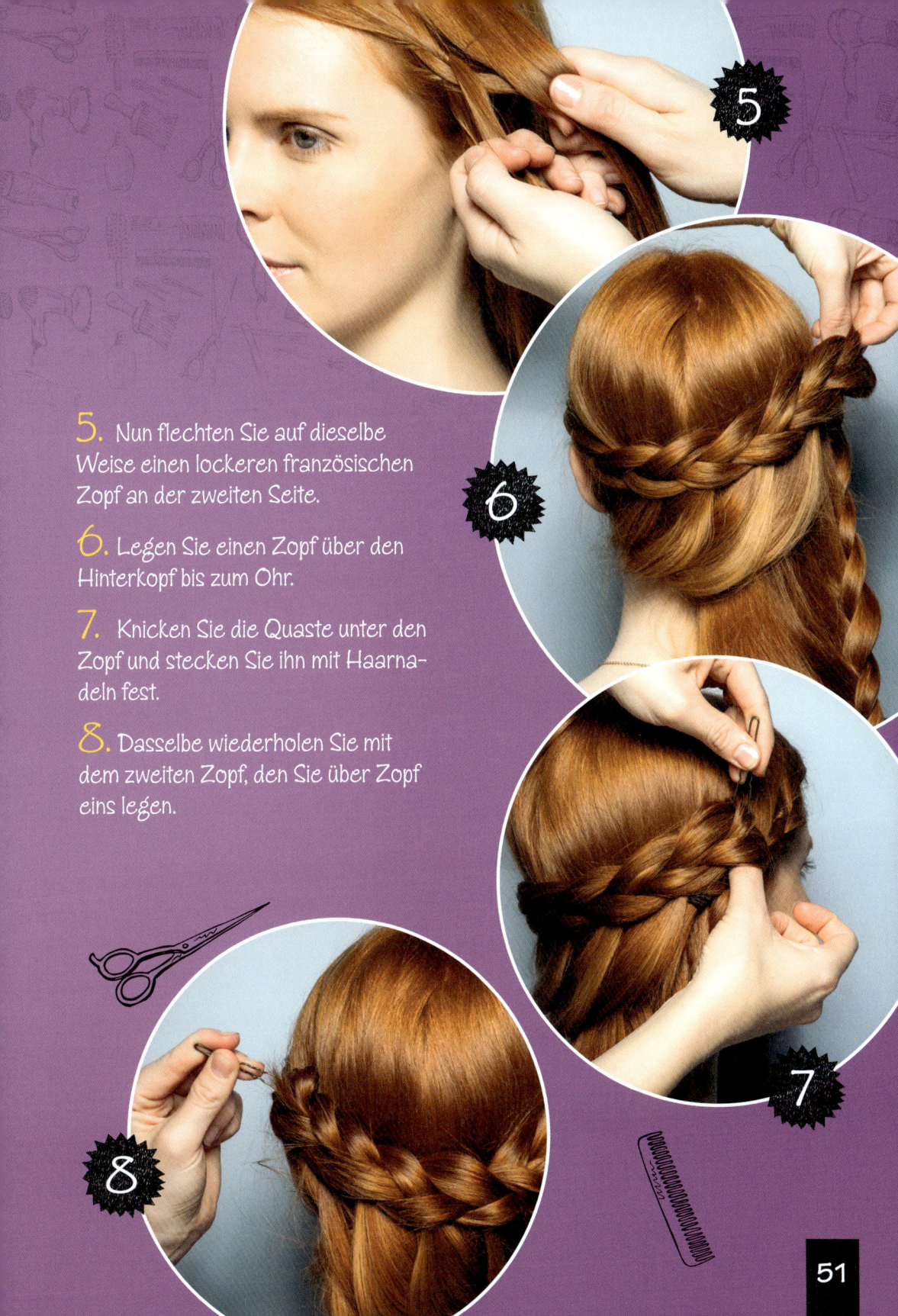

5. Nun flechten Sie auf dieselbe Weise einen lockeren französischen Zopf an der zweiten Seite.

6. Legen Sie einen Zopf über den Hinterkopf bis zum Ohr.

7. Knicken Sie die Quaste unter den Zopf und stecken Sie ihn mit Haarnadeln fest.

8. Dasselbe wiederholen Sie mit dem zweiten Zopf, den Sie über Zopf eins legen.

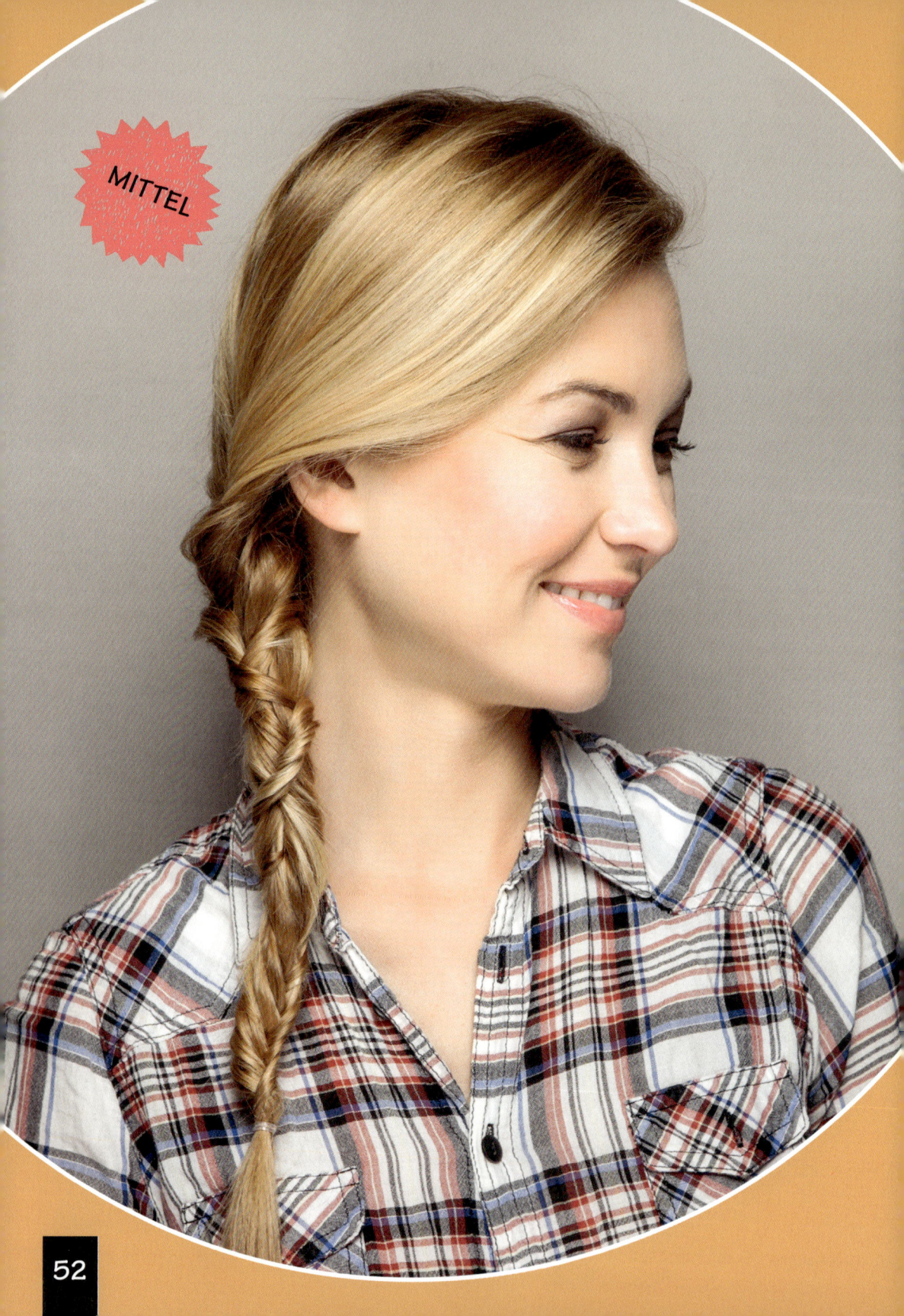

MITTEL

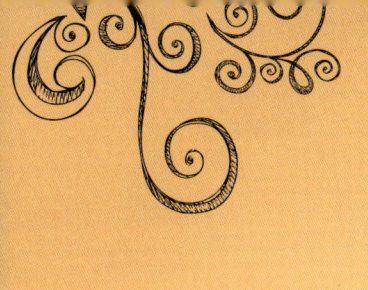

Mathilde

EIN ZOPF AUS **Knoten** BLEIBT IMMER NOCH EIN ZOPF!

Sie brauchen:
1 Haargummi

Mathilde

1. Ziehen Sie einen tief sitzenden Seitenscheitel und legen Sie das Haar auf die andere Schulter.

2. Teilen Sie das Haar in zwei Partien, die Sie jeweils eindrehen.

3. Nehmen Sie die einge-drehten Stränge in eine Hand.

4. Fädeln Sie den Zeigefinger der anderen Hand quer durch die beiden Stränge. So teilen Sie das Haar erneut in zwei Stränge, vor und hinter dem Finger.

YEAH!

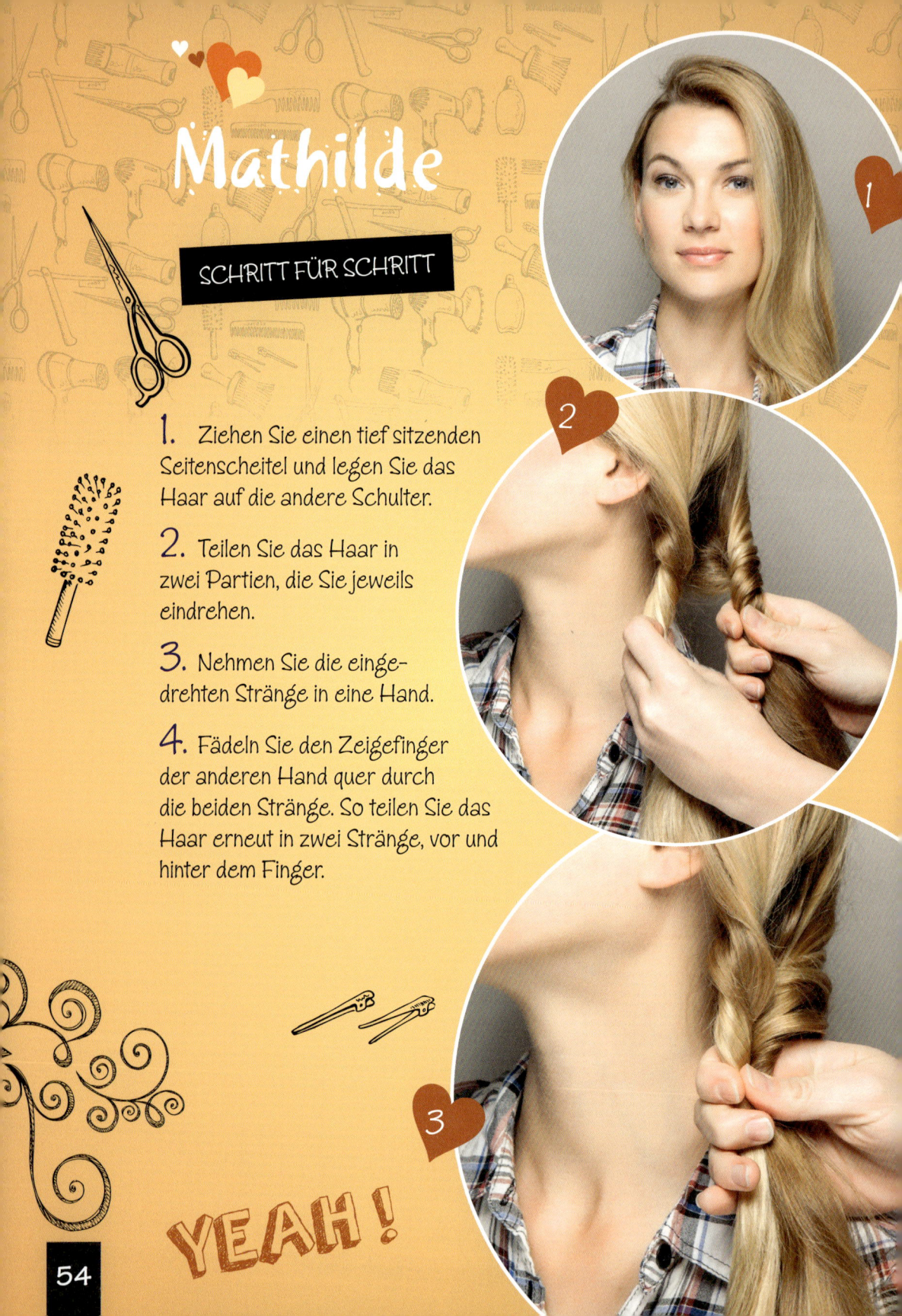

1

2

3

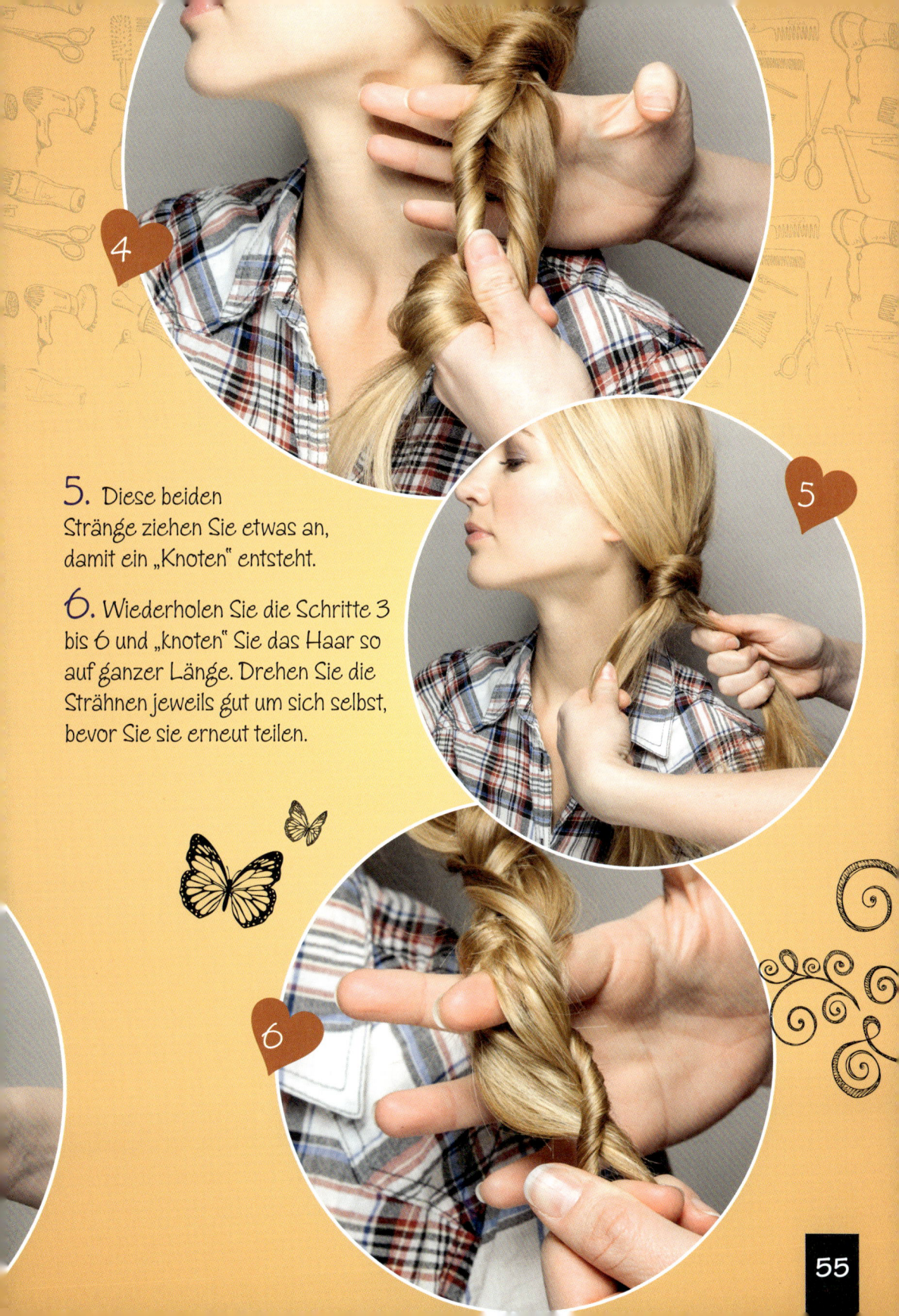

5. Diese beiden Stränge ziehen Sie etwas an, damit ein „Knoten" entsteht.

6. Wiederholen Sie die Schritte 3 bis 6 und „knoten" Sie das Haar so auf ganzer Länge. Drehen Sie die Strähnen jeweils gut um sich selbst, bevor Sie sie erneut teilen.

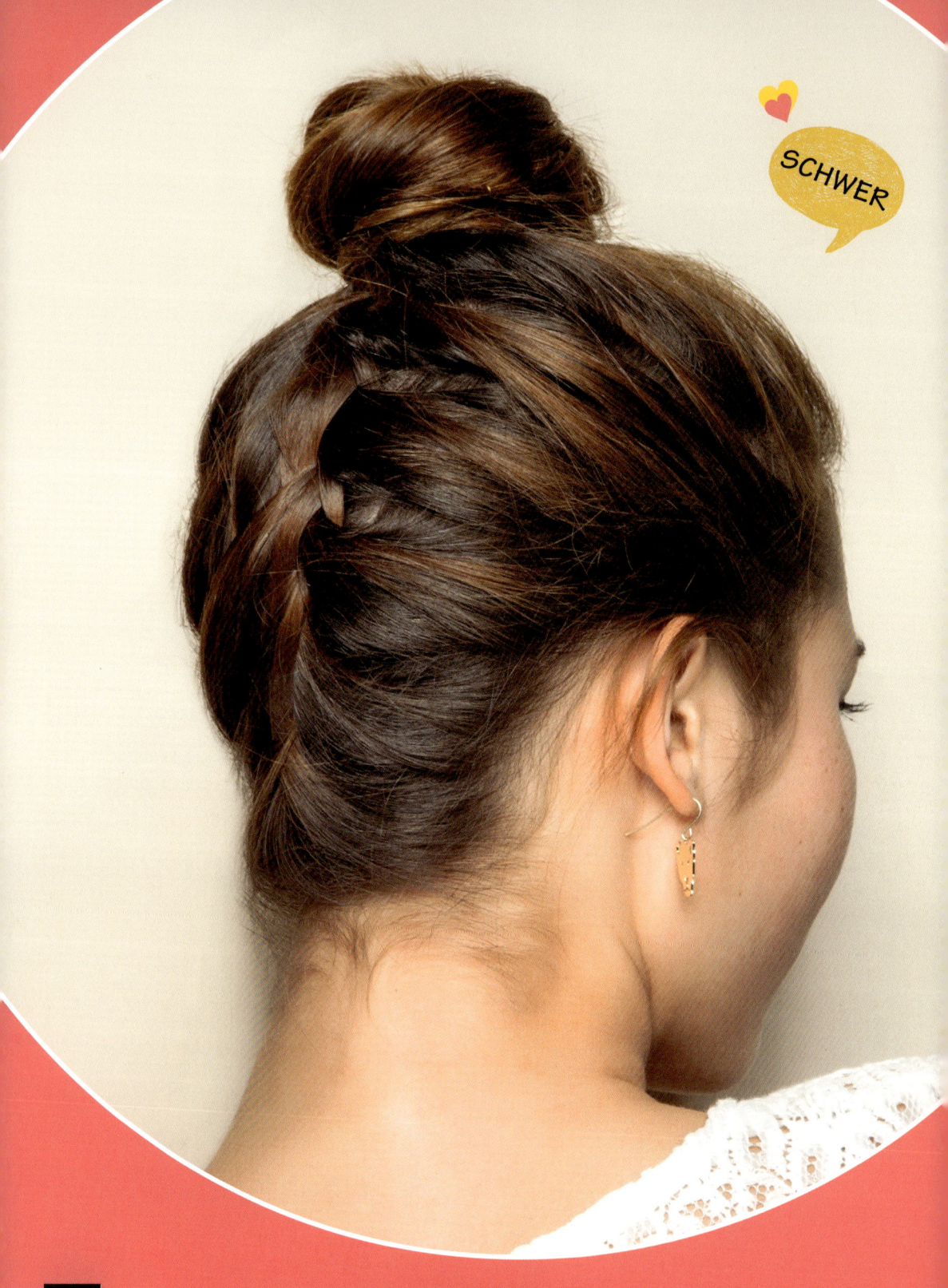

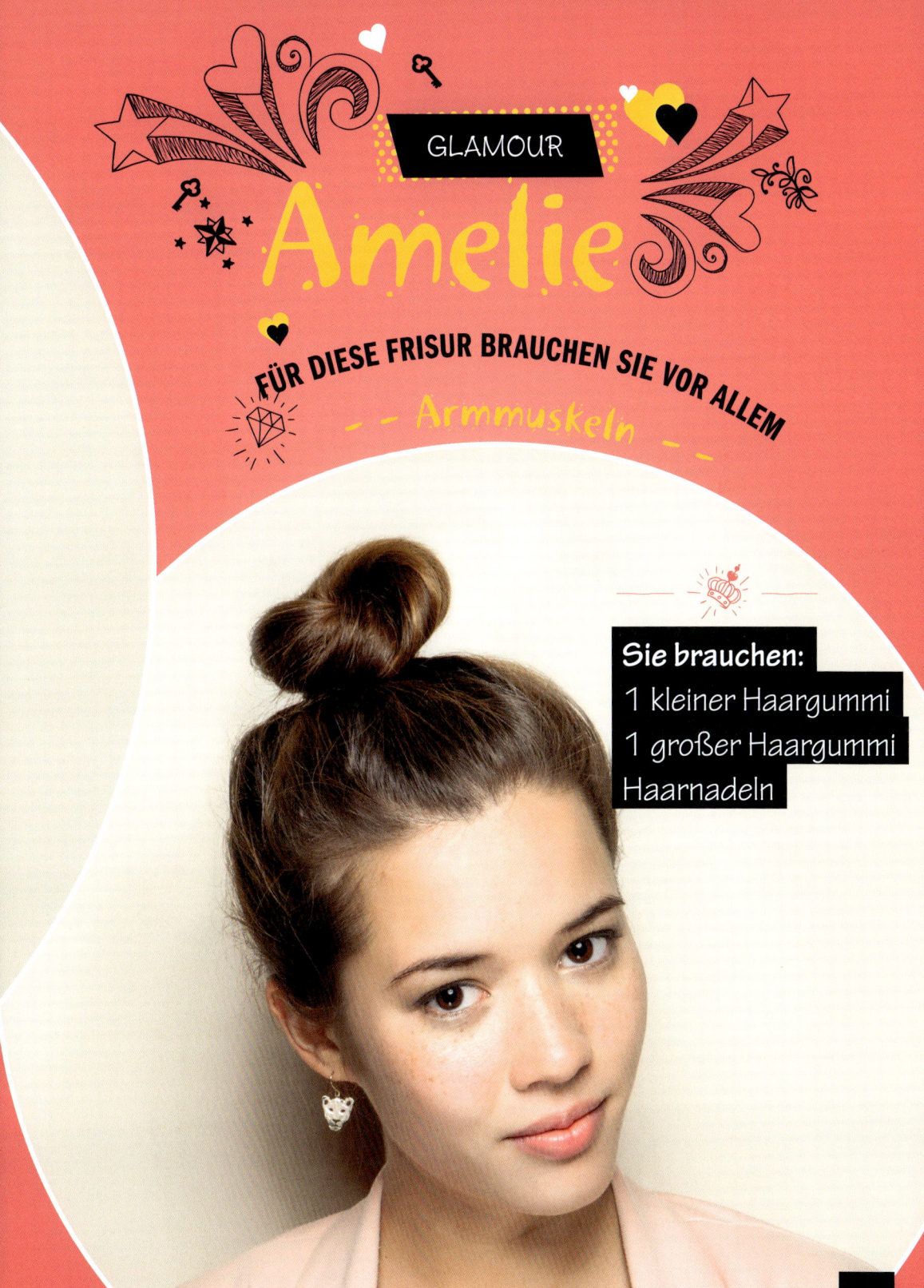

GLAMOUR

Amelie

FÜR DIESE FRISUR BRAUCHEN SIE VOR ALLEM

- - Armmuskeln - -

Sie brauchen:
1 kleiner Haargummi
1 großer Haargummi
Haarnadeln

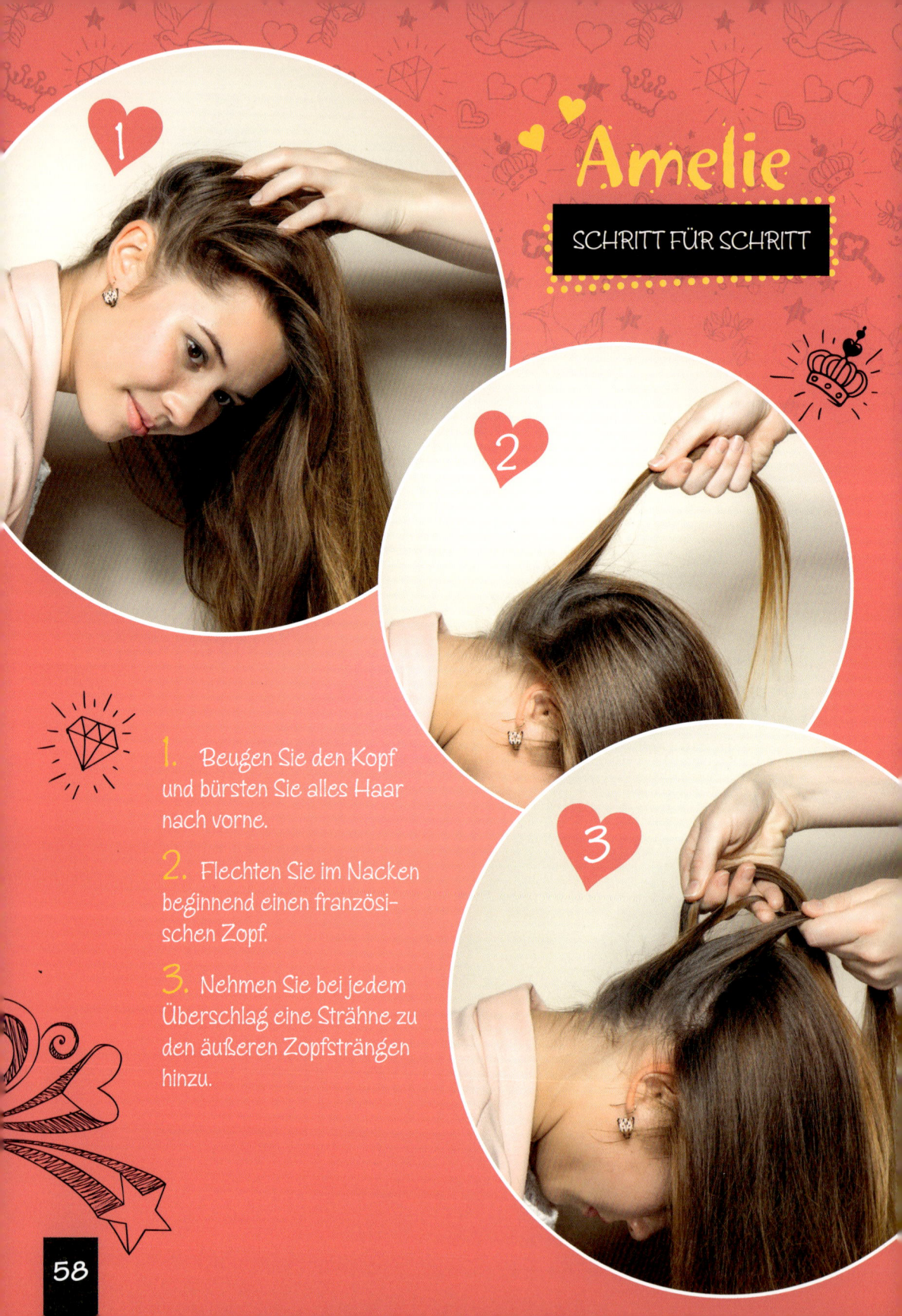

Amelie

1. Beugen Sie den Kopf und bürsten Sie alles Haar nach vorne.

2. Flechten Sie im Nacken beginnend einen französischen Zopf.

3. Nehmen Sie bei jedem Überschlag eine Strähne zu den äußeren Zopfsträngen hinzu.

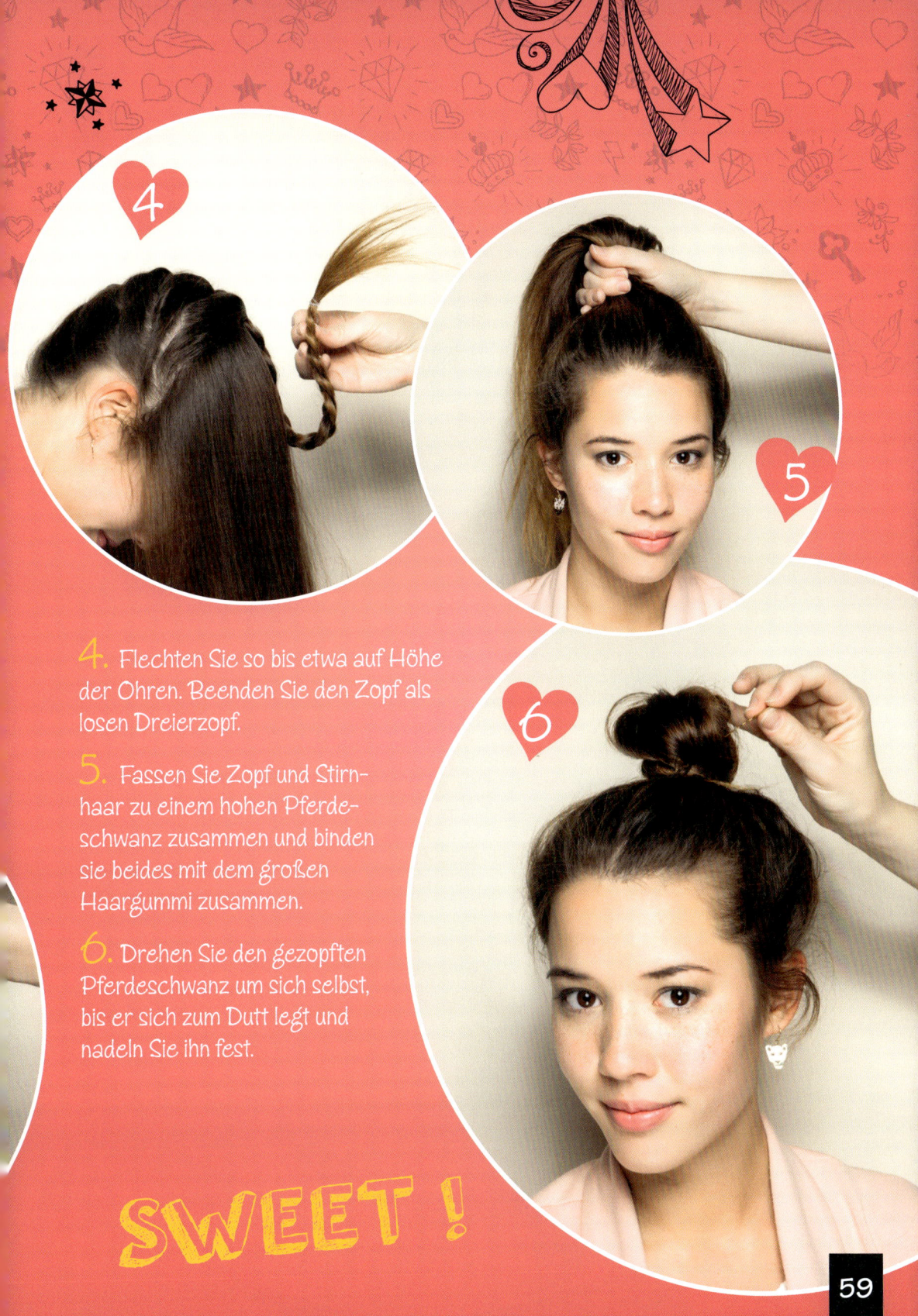

4. Flechten Sie so bis etwa auf Höhe der Ohren. Beenden Sie den Zopf als losen Dreierzopf.

5. Fassen Sie Zopf und Stirnhaar zu einem hohen Pferdeschwanz zusammen und binden sie beides mit dem großen Haargummi zusammen.

6. Drehen Sie den gezopften Pferdeschwanz um sich selbst, bis er sich zum Dutt legt und nadeln Sie ihn fest.

SWEET !

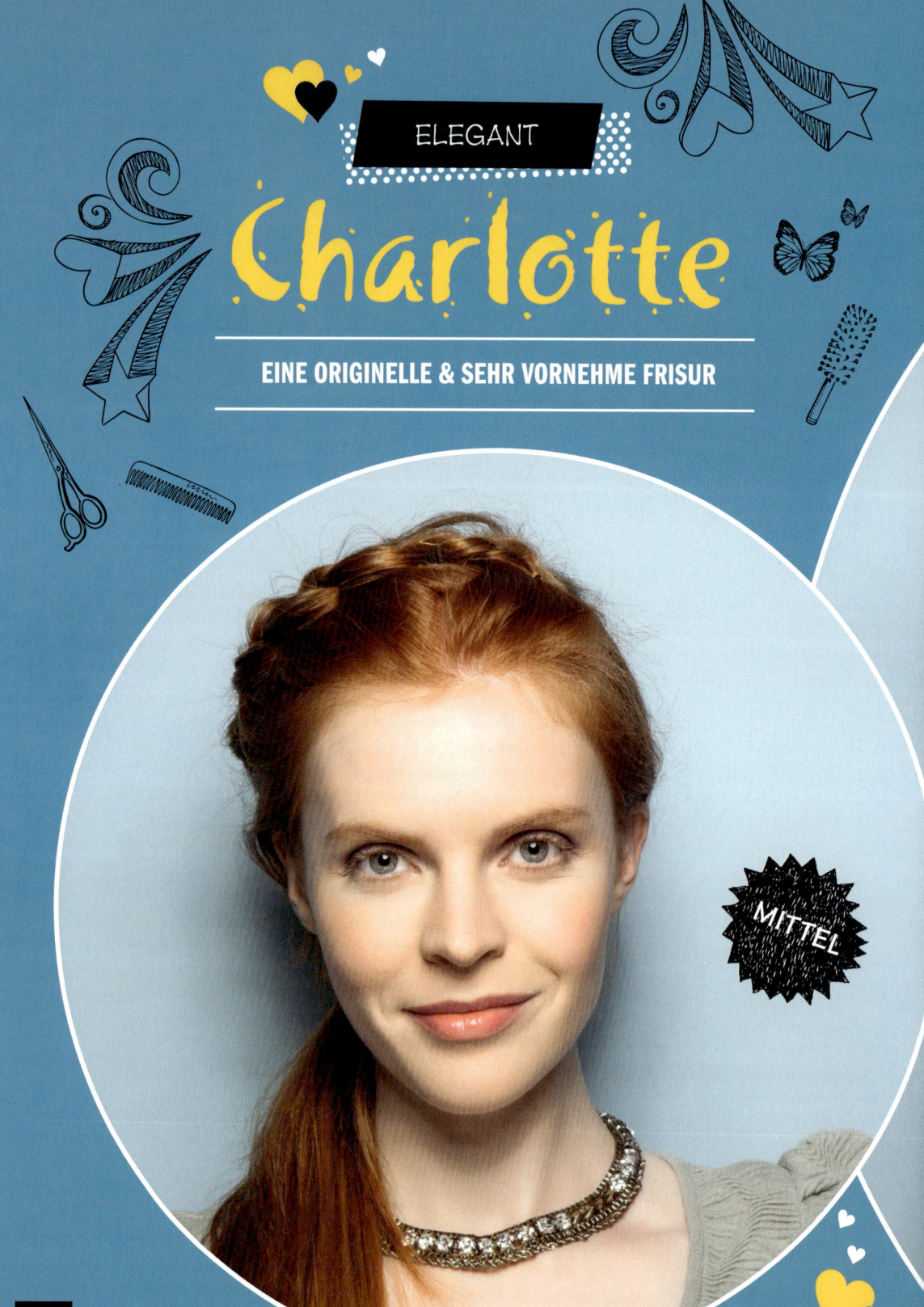

Charlotte

EINE ORIGINELLE & SEHR VORNEHME FRISUR

MITTEL

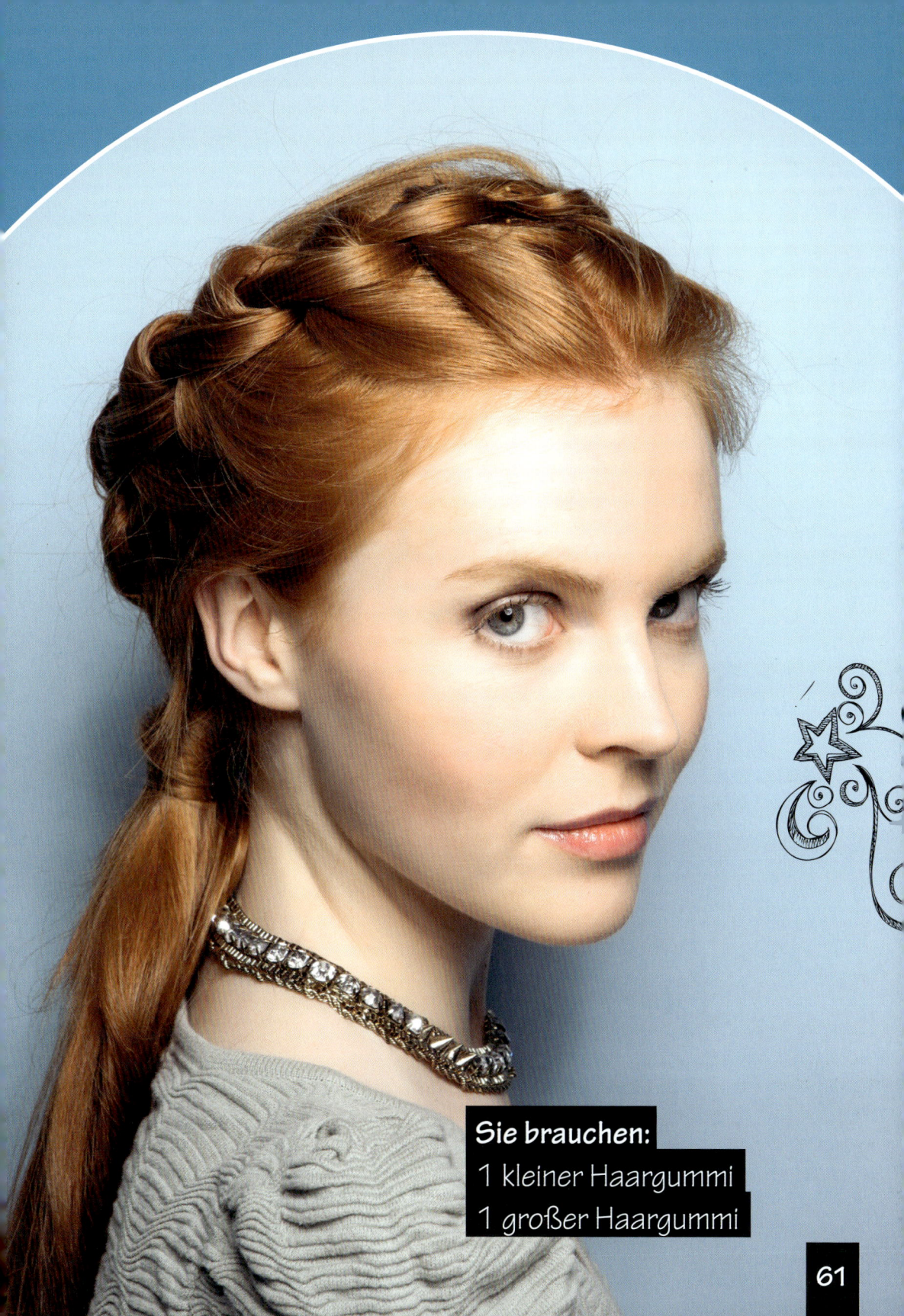

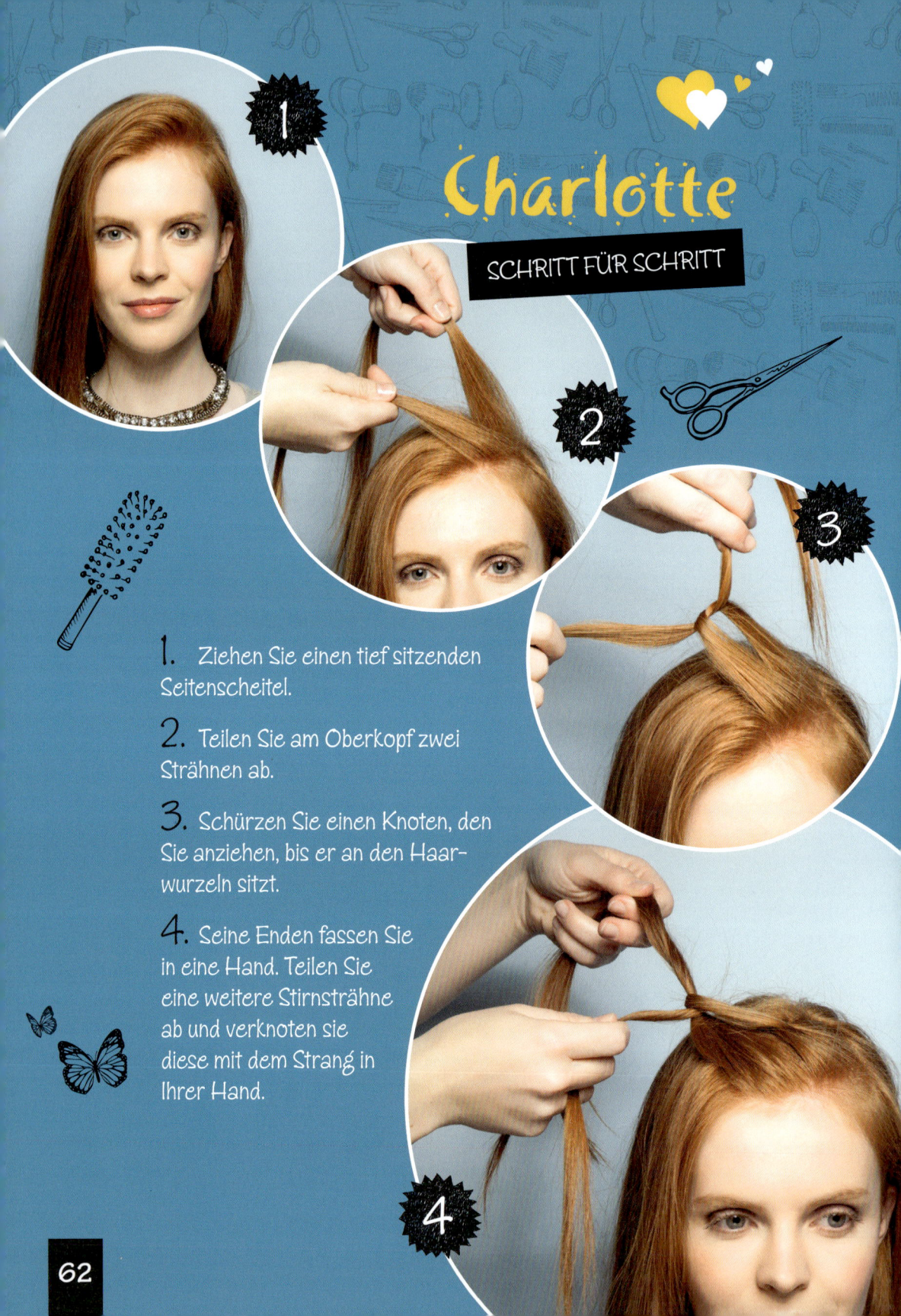

Charlotte

SCHRITT FÜR SCHRITT

1. Ziehen Sie einen tief sitzenden Seitenscheitel.

2. Teilen Sie am Oberkopf zwei Strähnen ab.

3. Schürzen Sie einen Knoten, den Sie anziehen, bis er an den Haarwurzeln sitzt.

4. Seine Enden fassen Sie in eine Hand. Teilen Sie eine weitere Stirnsträhne ab und verknoten sie diese mit dem Strang in Ihrer Hand.

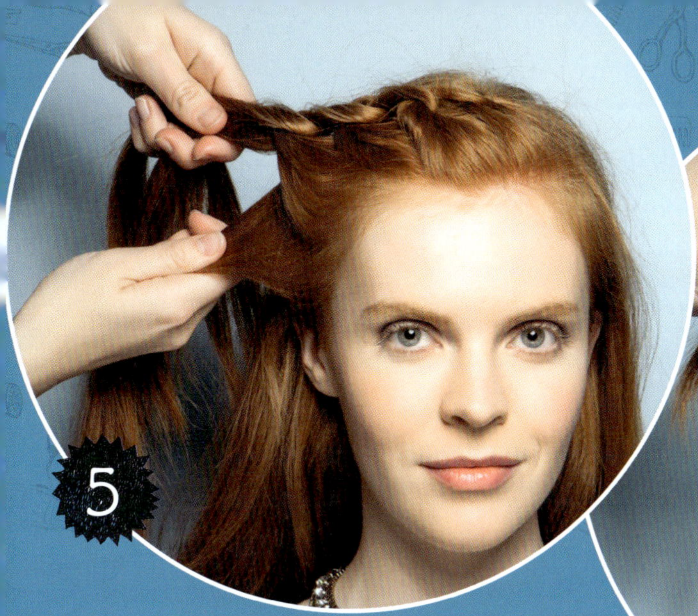

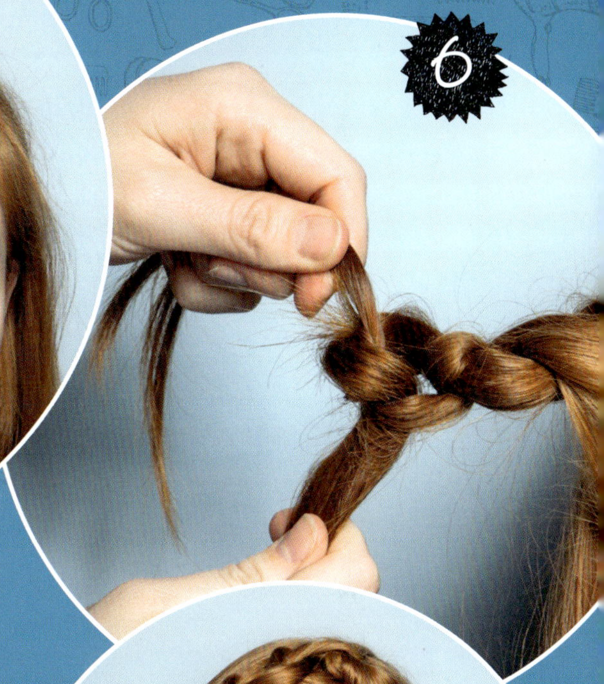

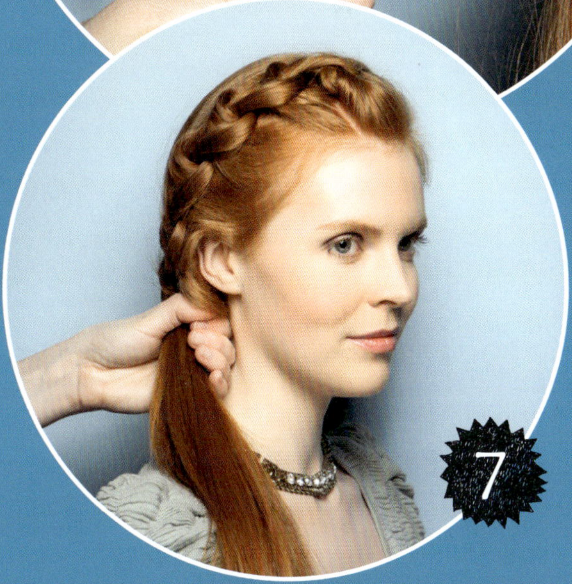

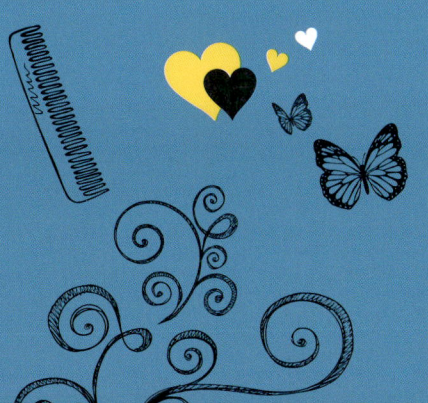

5. Setzen Sie Knoten an Knoten, indem Sie für jeden Knoten eine neue Strähne mit den Enden des vorhergehenden Knotens verschlingen.

6. Sobald der Knotenzopf den Nacken erreicht, binden Sie ihn mit einem kleinen Haargummi zusammen.

7. Das restliche Haar mit dem geknoteten Zopf im Nacken mit dem großen Gummi zusammenbinden. Den Gummi mit einer Haarsträhne umwickeln.

Alices Rat:

Wenn Sie die Knoten zusätzlich mit Haarnadeln feststecken, hält der Zopf besser.

GROSSSTADTINDIANERIN

Valentina

DIE IDEALE FRISUR, UM SIE IN eine Squaw
DER MODERNE ZU VERWANDELN

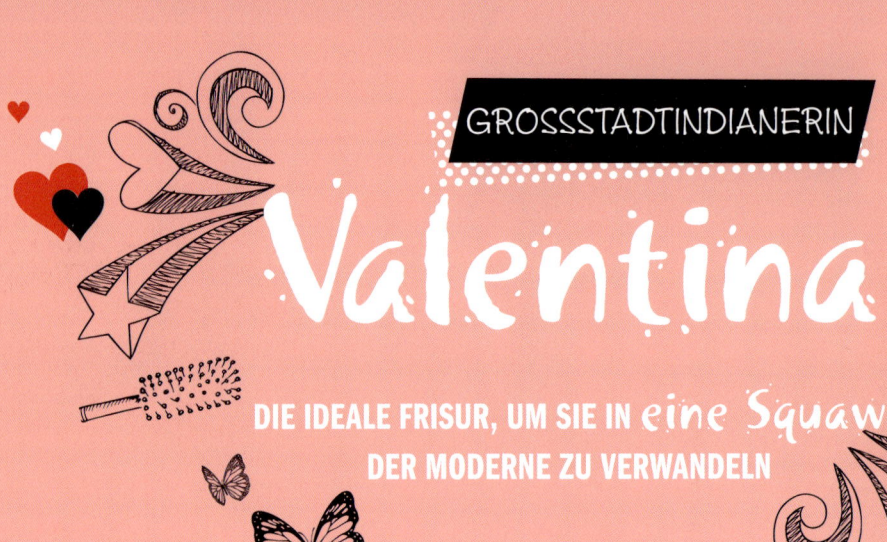

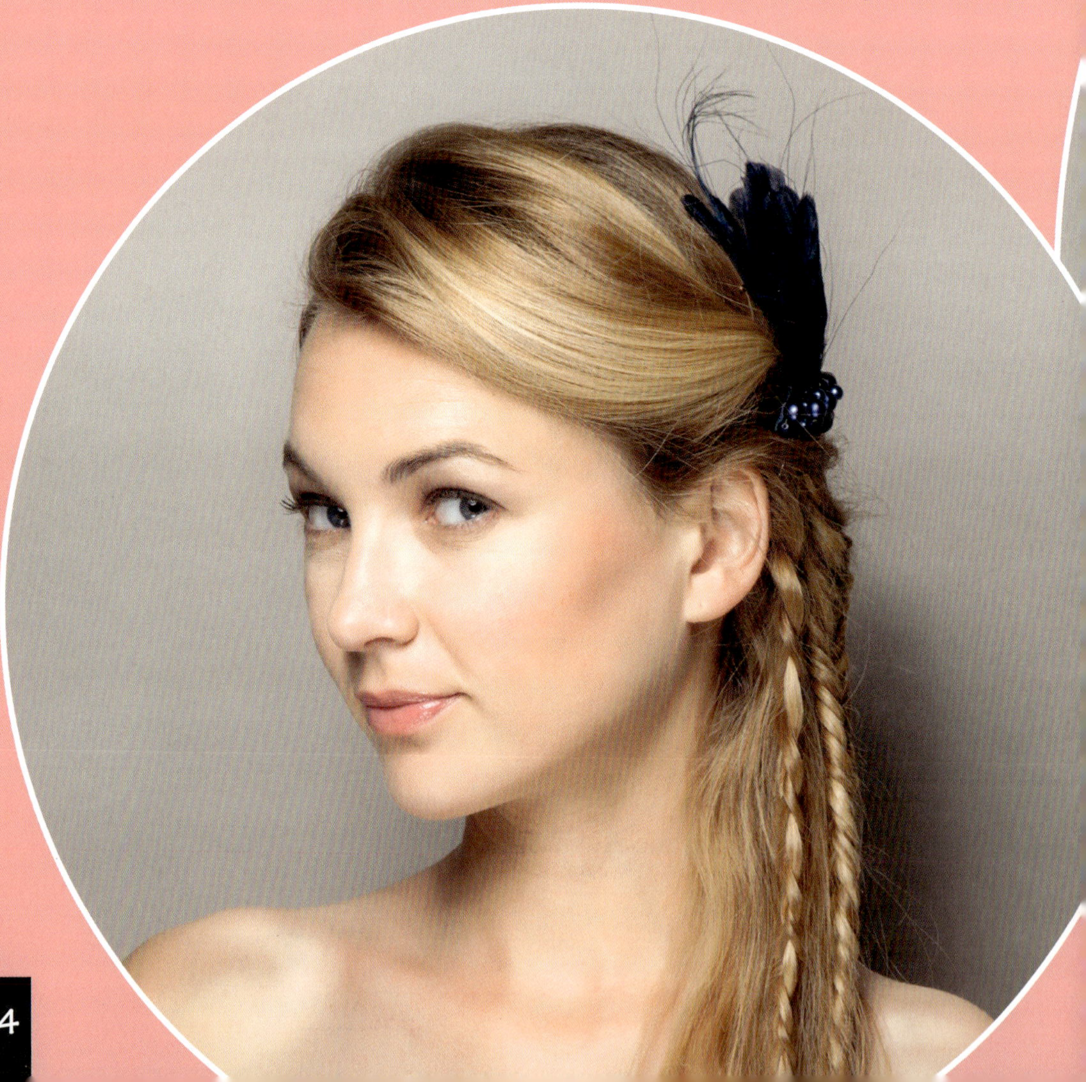

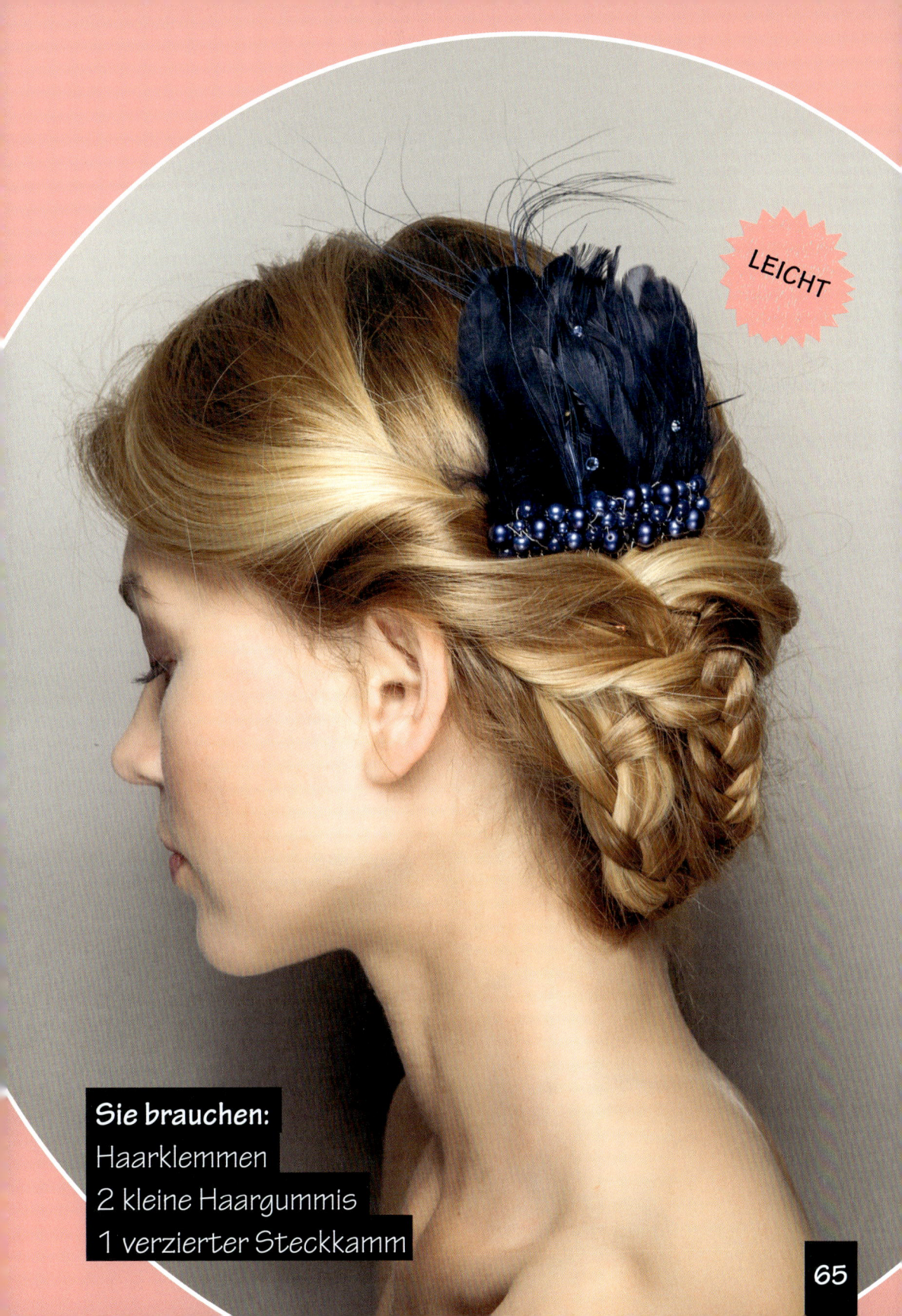

LEICHT

Sie brauchen:
Haarklemmen
2 kleine Haargummis
1 verzierter Steckkamm

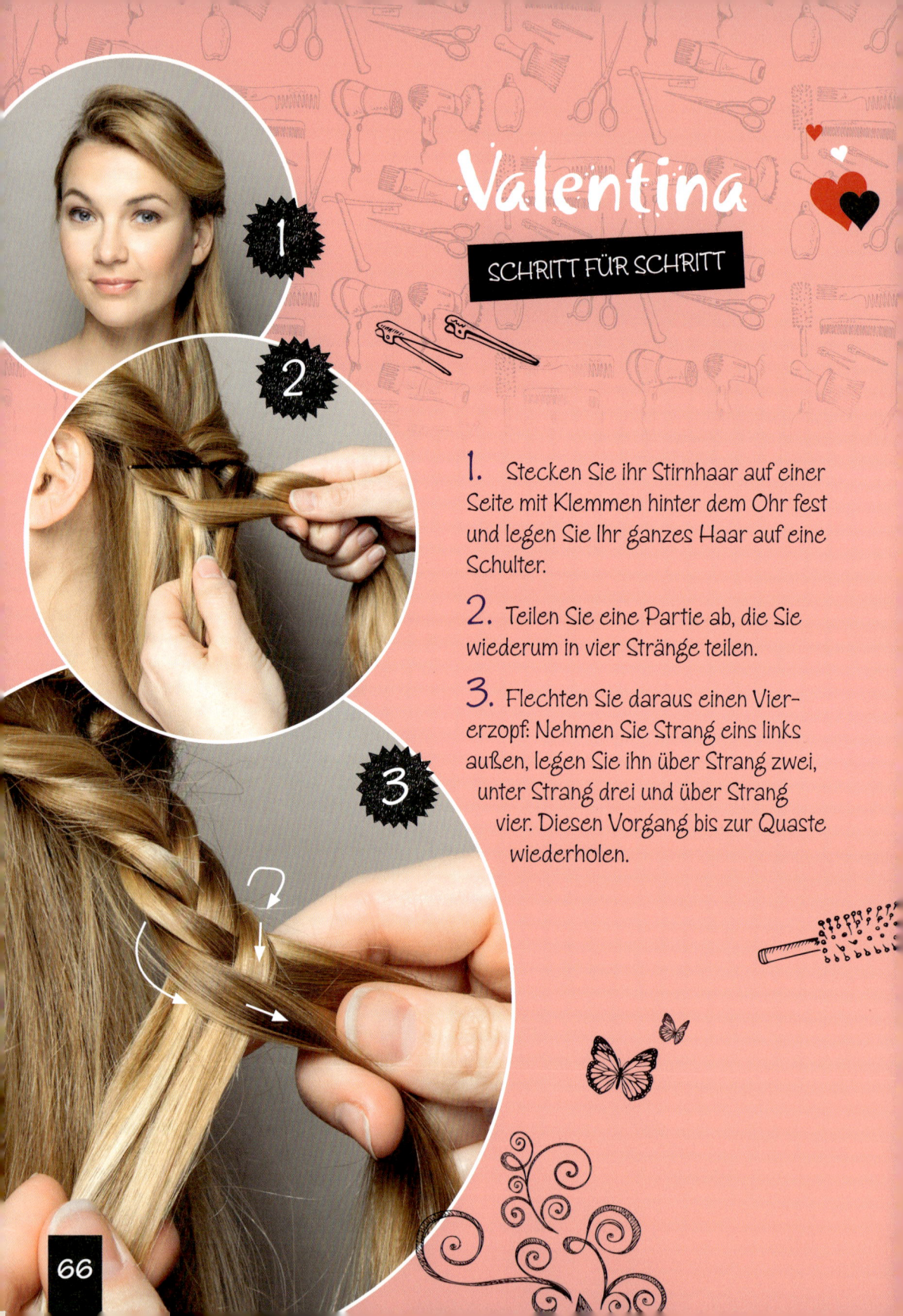

Valentina

1. Stecken Sie ihr Stirnhaar auf einer Seite mit Klemmen hinter dem Ohr fest und legen Sie Ihr ganzes Haar auf eine Schulter.

2. Teilen Sie eine Partie ab, die Sie wiederum in vier Stränge teilen.

3. Flechten Sie daraus einen Vier-erzopf: Nehmen Sie Strang eins links außen, legen Sie ihn über Strang zwei, unter Strang drei und über Strang vier. Diesen Vorgang bis zur Quaste wiederholen.

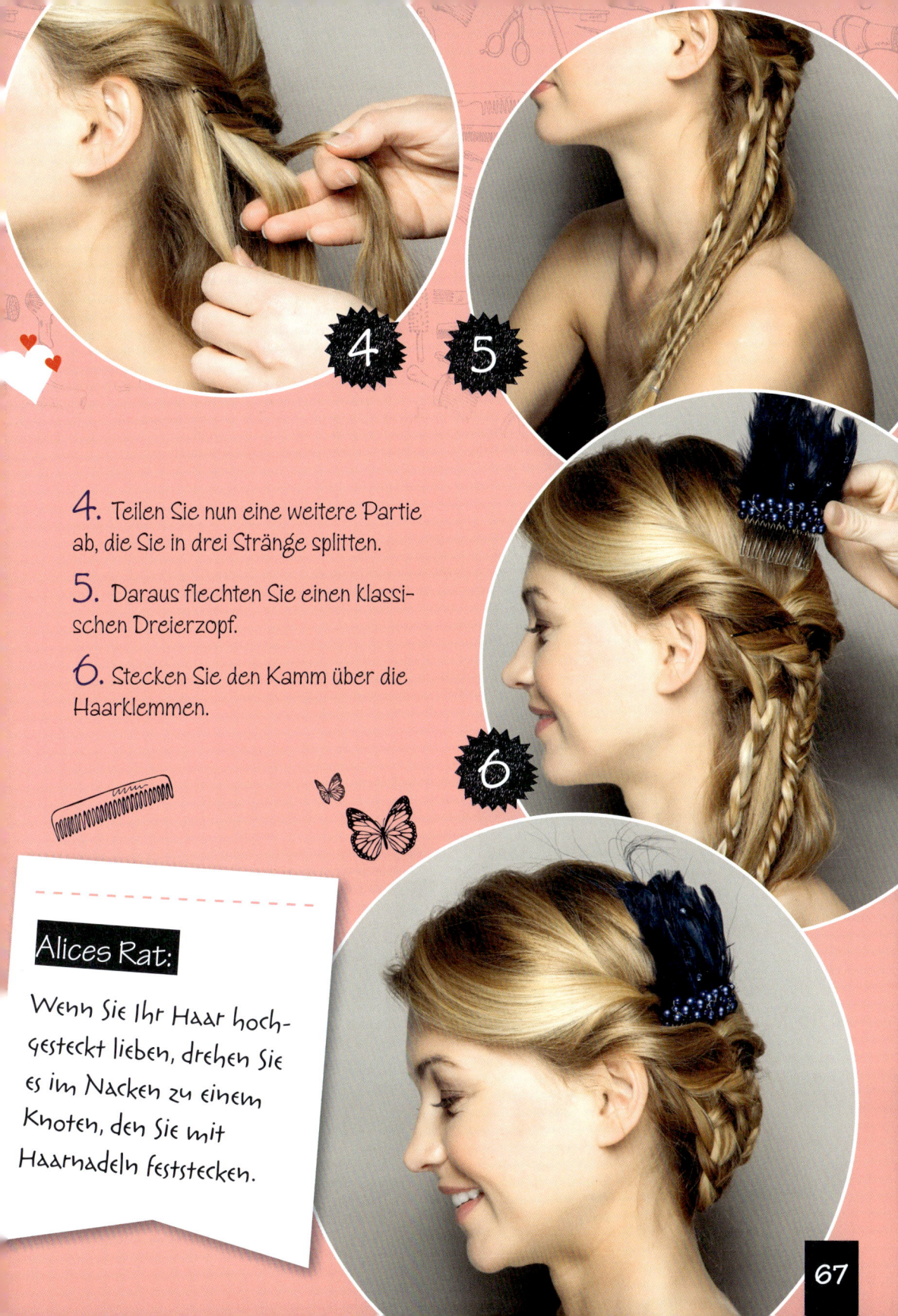

4. Teilen Sie nun eine weitere Partie ab, die Sie in drei Stränge splitten.

5. Daraus flechten Sie einen klassischen Dreierzopf.

6. Stecken Sie den Kamm über die Haarklemmen.

Alices Rat:

Wenn Sie Ihr Haar hochgesteckt lieben, drehen Sie es im Nacken zu einem Knoten, den Sie mit Haarnadeln feststecken.

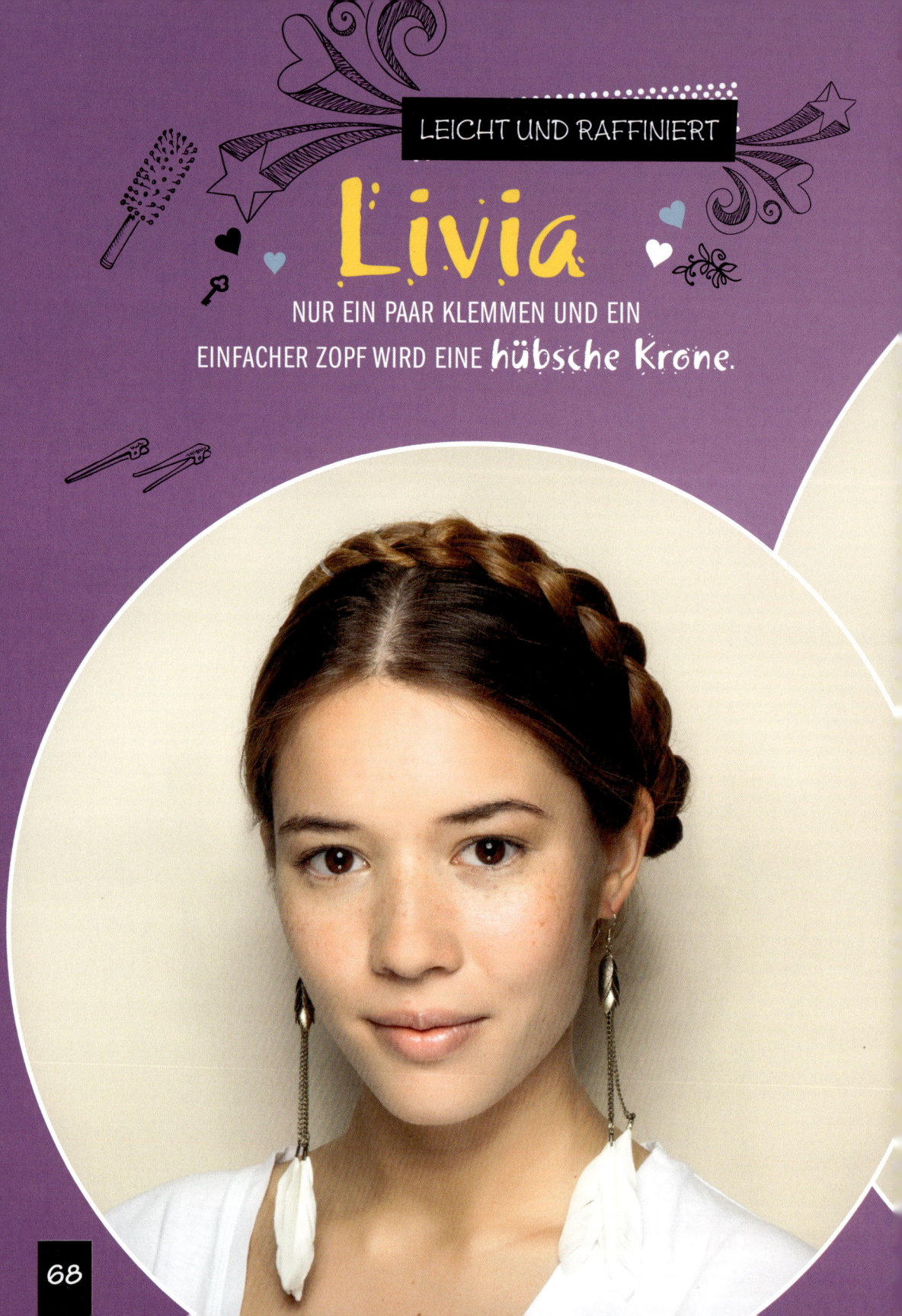

Livia

NUR EIN PAAR KLEMMEN UND EIN EINFACHER ZOPF WIRD EINE *hübsche Krone*.

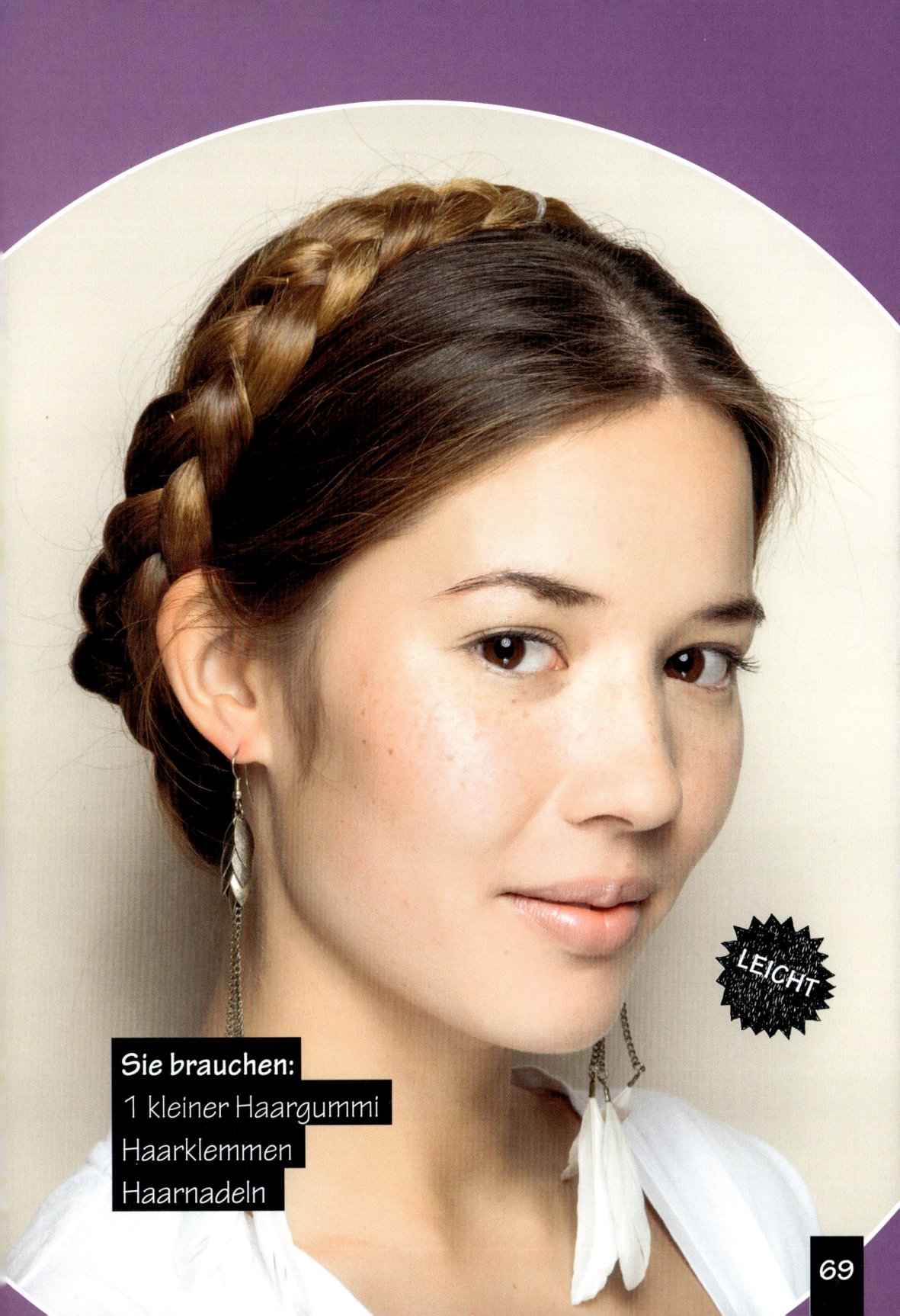

Sie brauchen:

1 kleiner Haargummi

Haarklemmen

Haarnadeln

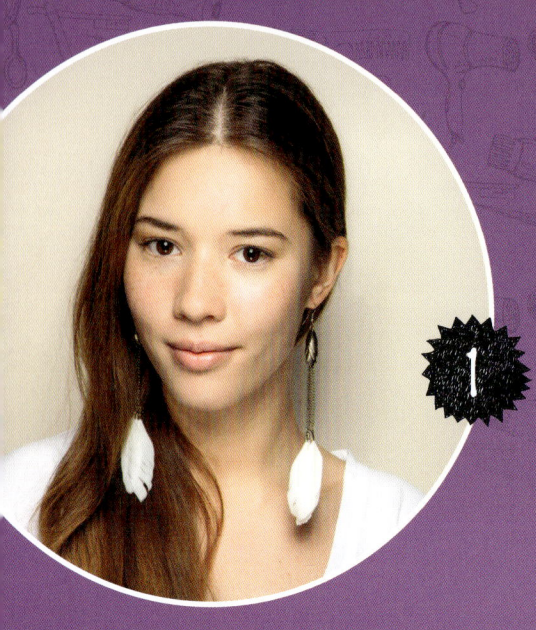

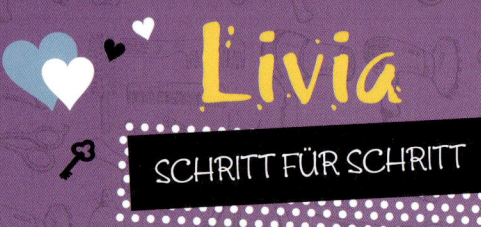

Livia

SCHRITT FÜR SCHRITT

1. Nehmen Sie Ihr Haar auf eine Seite.

2. Flechten Sie im Nacken beginnend einen einfachen Zopf.

3. Führen Sie den Zopf oben über den Kopf und befestigen Sie ihn mit Haarnadeln.

4. Die Quaste stecken Sie mit Haarklemmen fest.

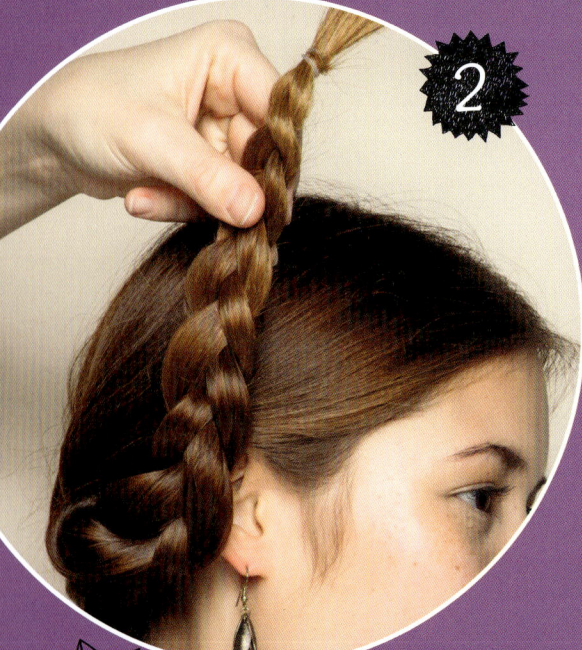

SWEET & EASY

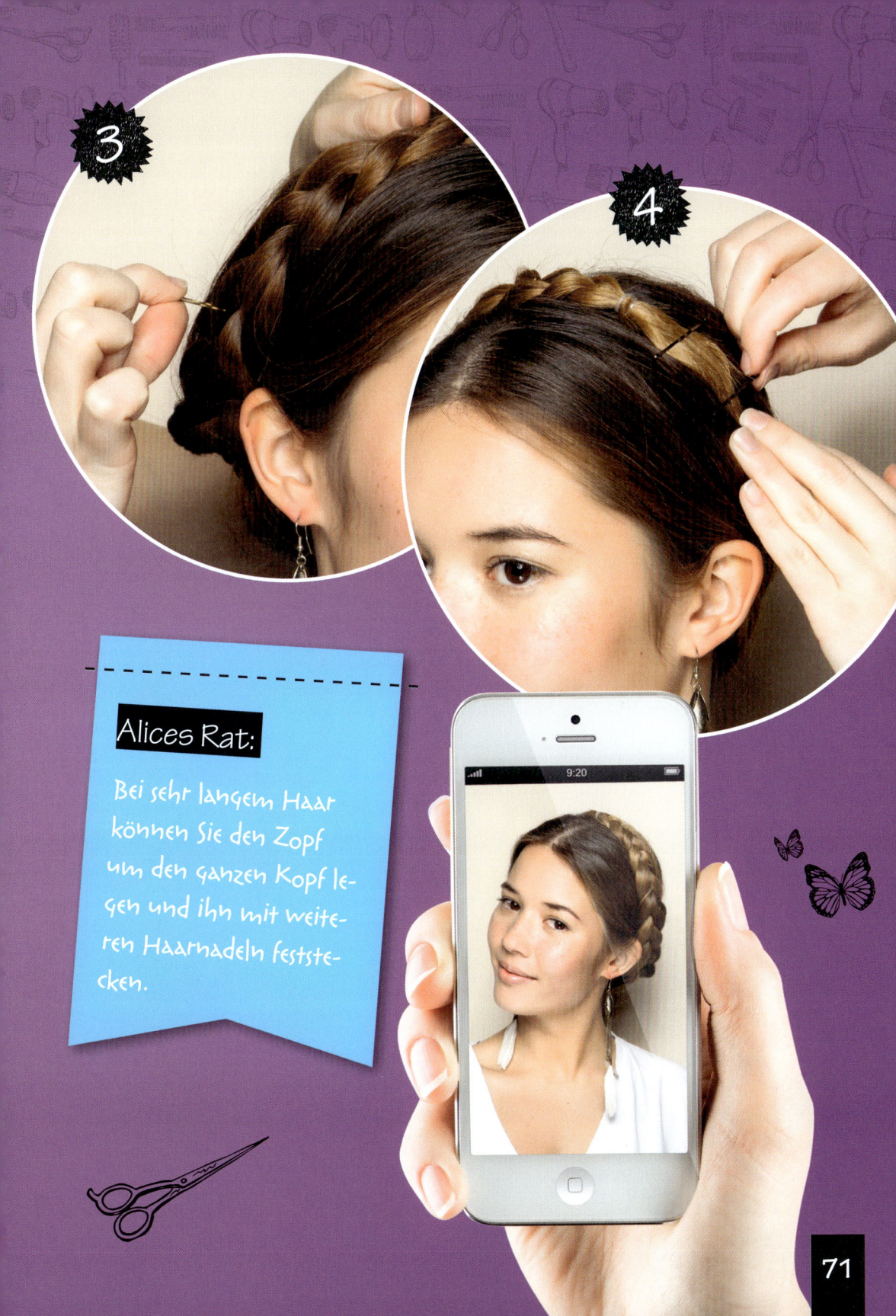

3

4

Alices Rat:

Bei sehr langem Haar
können Sie den Zopf
um den ganzen Kopf le-
gen und ihn mit weite-
ren Haarnadeln festste-
cken.

9:20

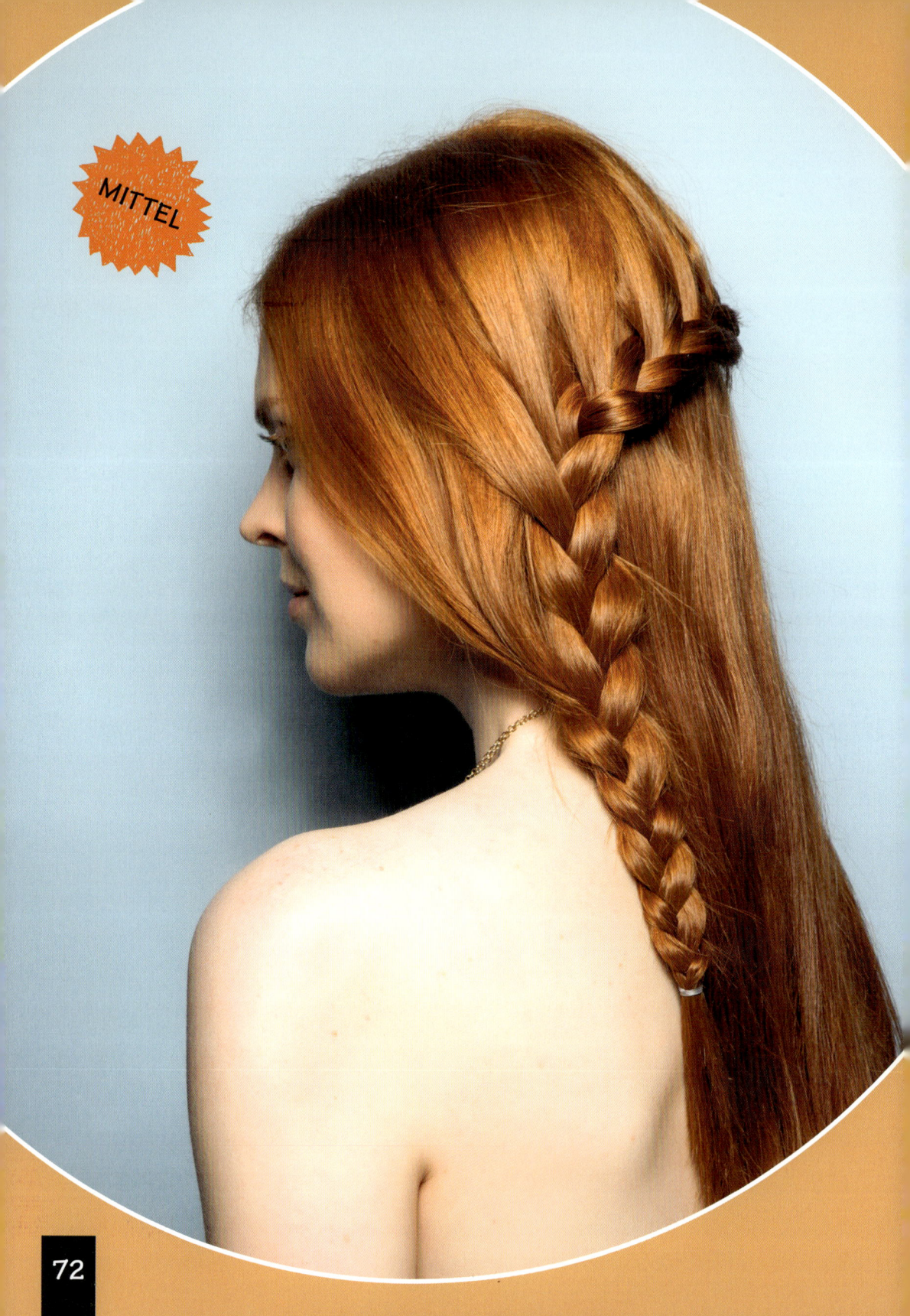

MITTEL

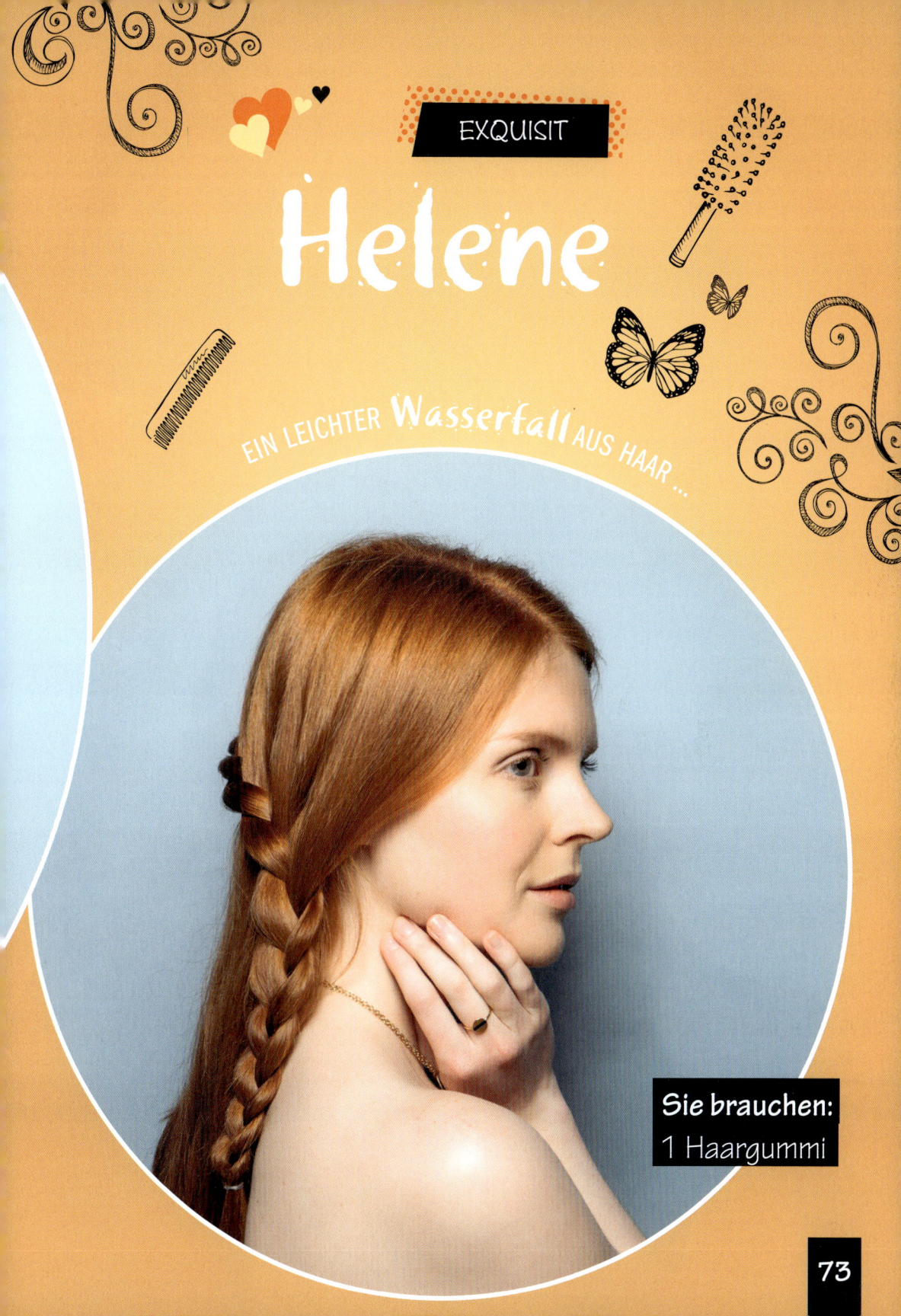

Helene

EIN LEICHTER *Wasserfall* AUS HAAR ...

Sie brauchen:
1 Haargummi

Helene

SCHRITT FÜR SCHRITT

1. Ziehen Sie einen Scheitel nach Wunsch. Wir ziehen ihn oben seitlich.

2. Teilen Sie von der volleren Seite drei Stränge zum Flechten eines Dreierzopfes ab.

3. Nehmen Sie bei jedem Überschlag von oben eine Strähne dazu. Ein halber französischer Zopf entsteht.

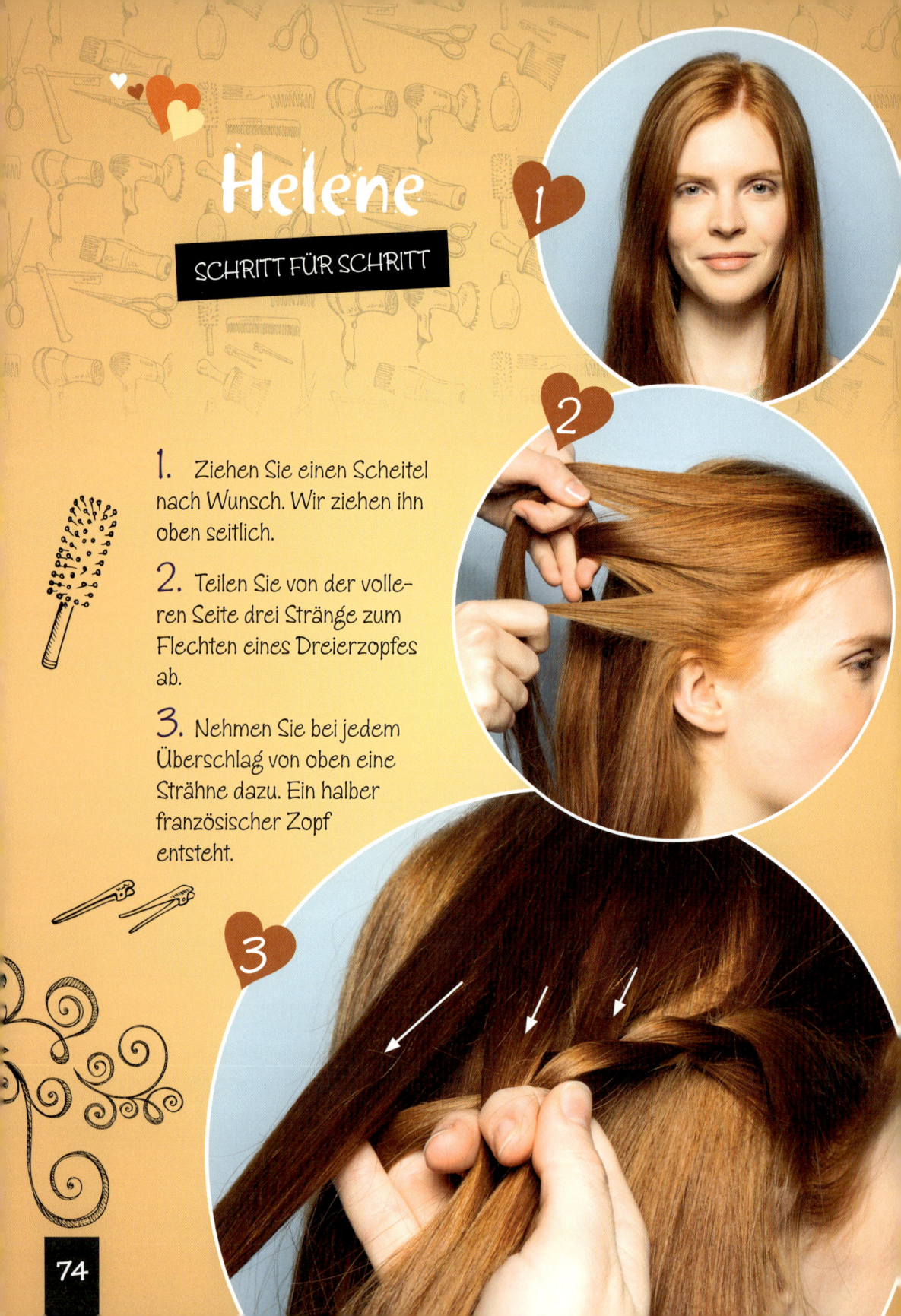

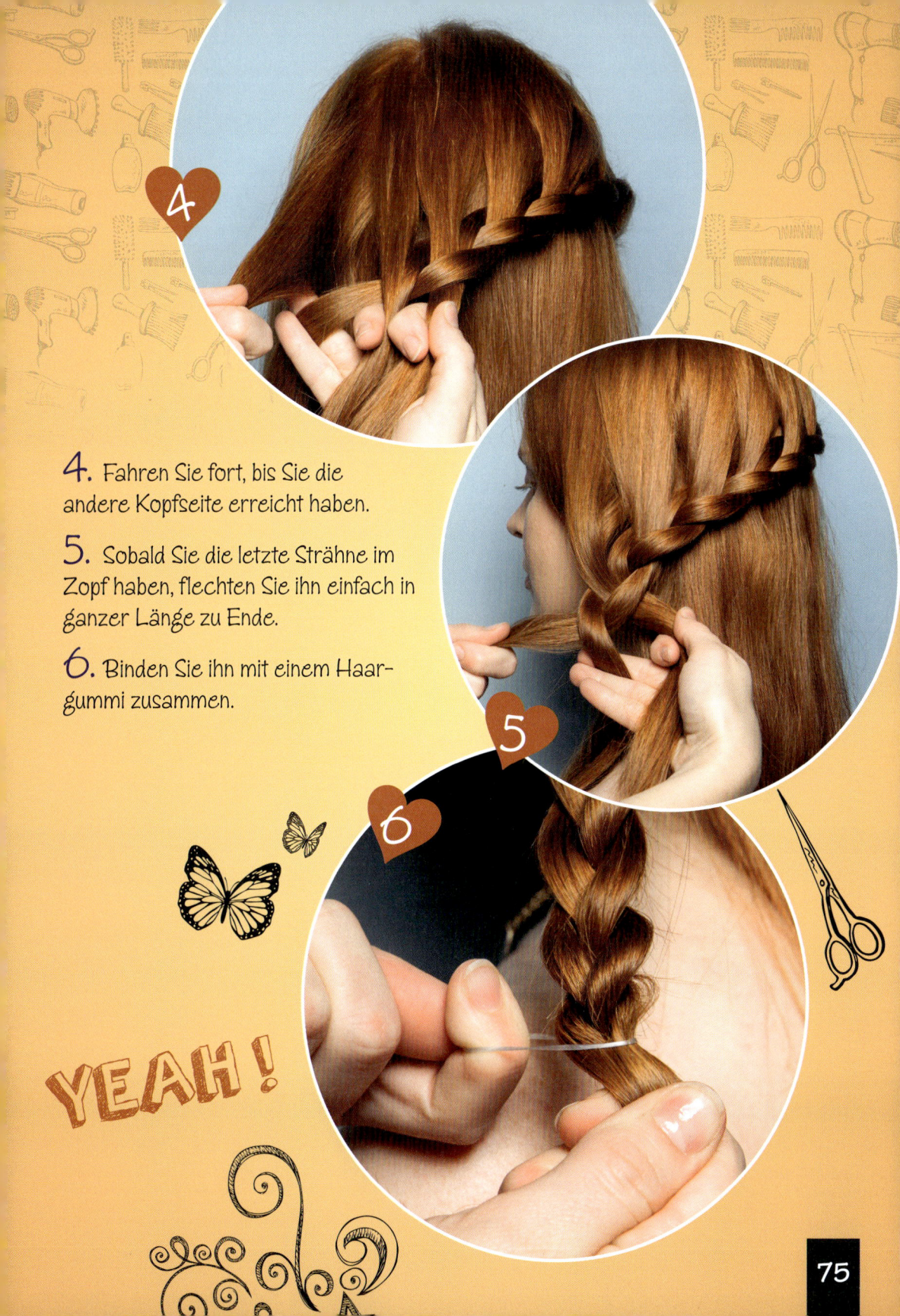

4. Fahren Sie fort, bis Sie die andere Kopfseite erreicht haben.

5. Sobald Sie die letzte Strähne im Zopf haben, flechten Sie ihn einfach in ganzer Länge zu Ende.

6. Binden Sie ihn mit einem Haar-gummi zusammen.

YEAH!

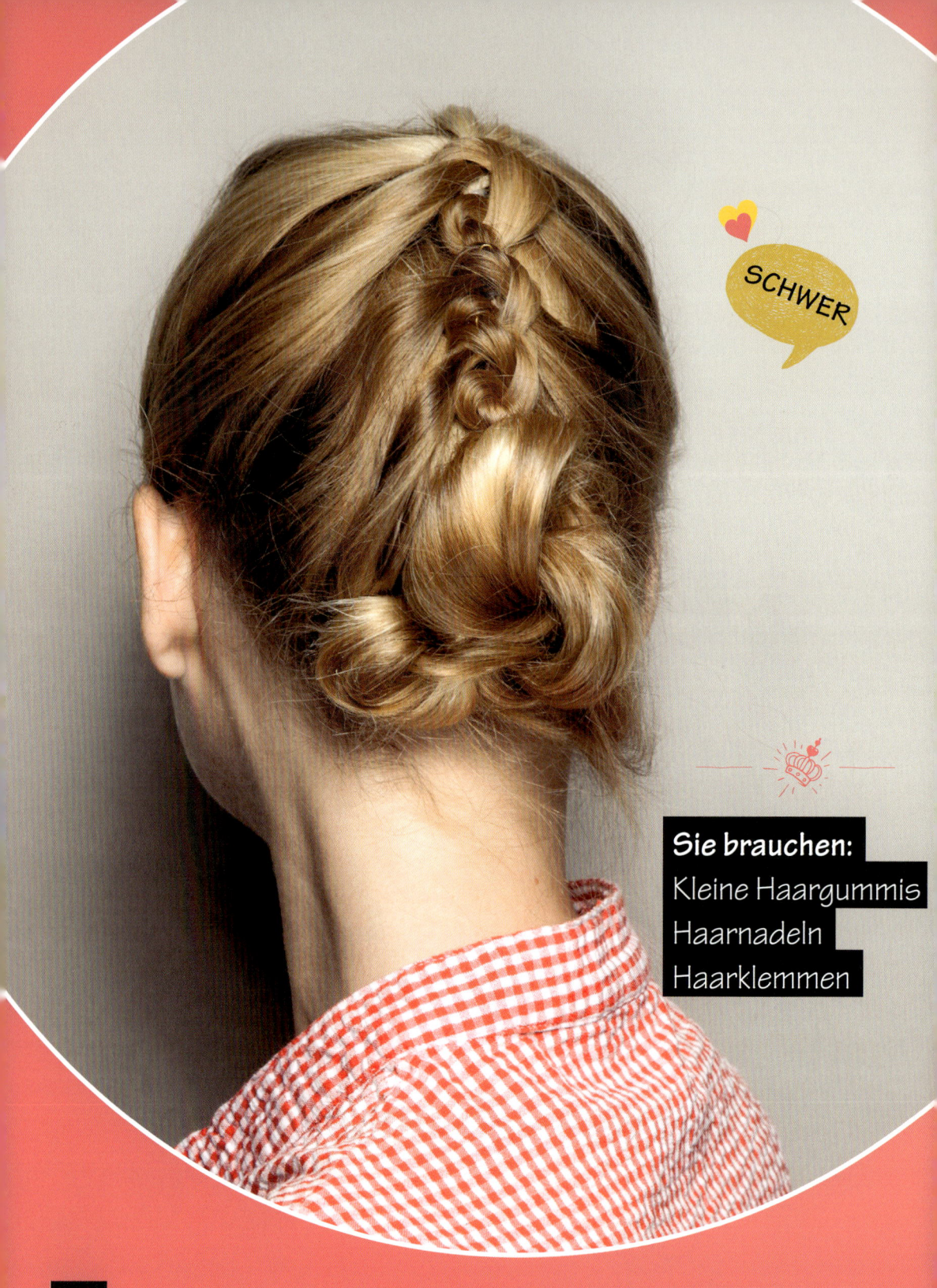

SCHWER

Sie brauchen:
Kleine Haargummis
Haarnadeln
Haarklemmen

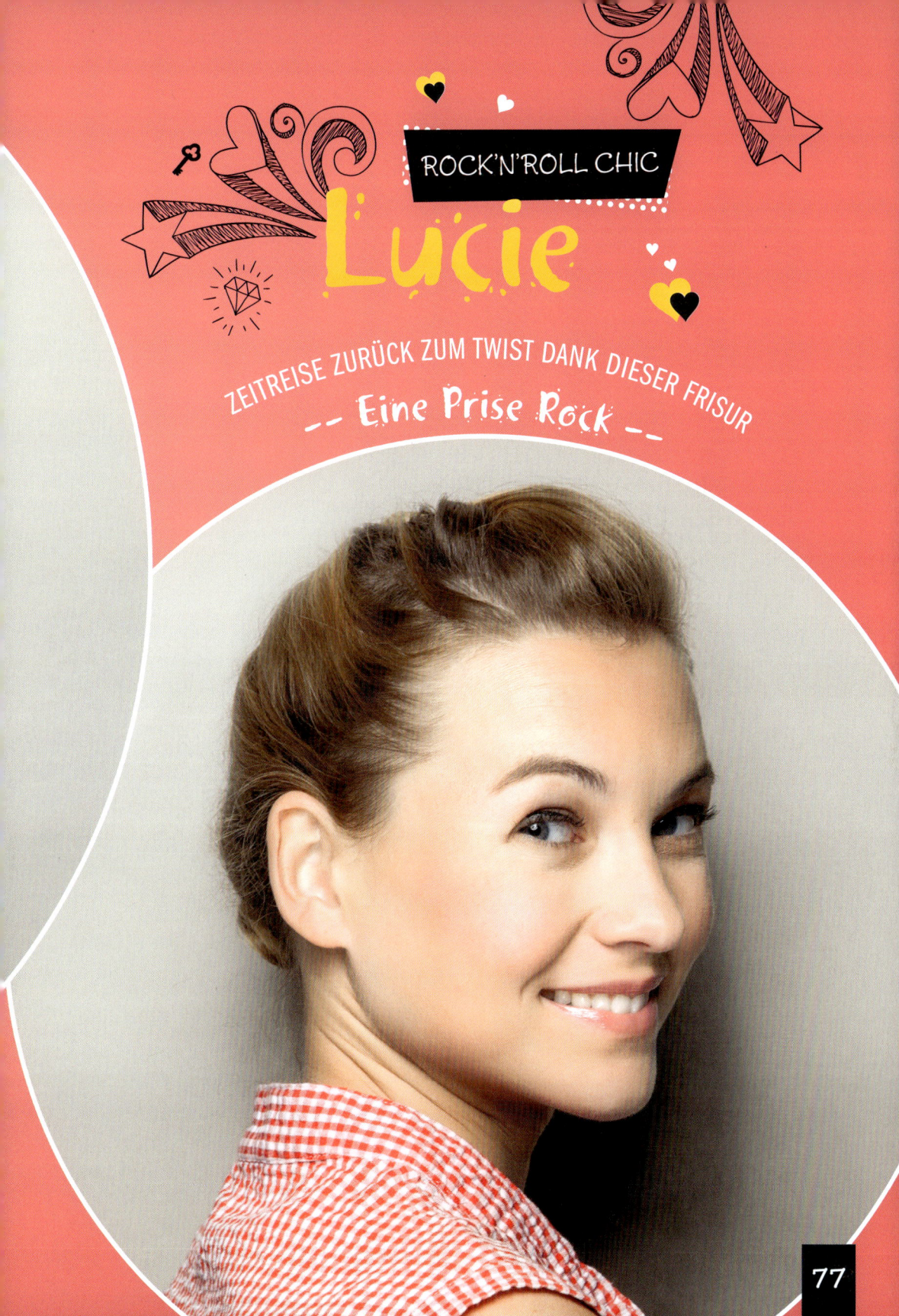

ROCK'N'ROLL CHIC

Lucie

ZEITREISE ZURÜCK ZUM TWIST DANK DIESER FRISUR

-- Eine Prise Rock --

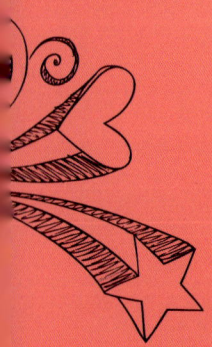

Lucie

SCHRITT FÜR SCHRITT

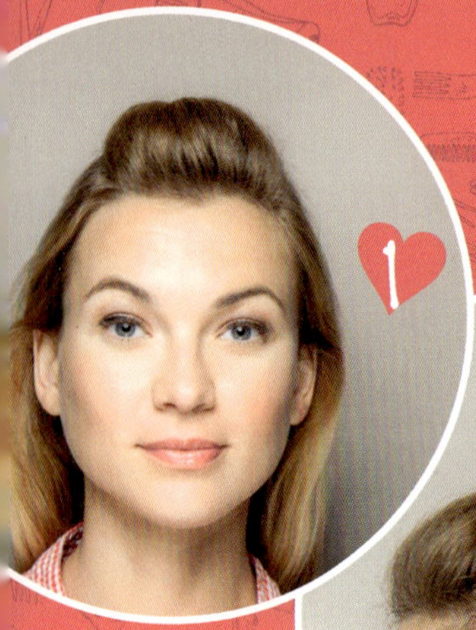

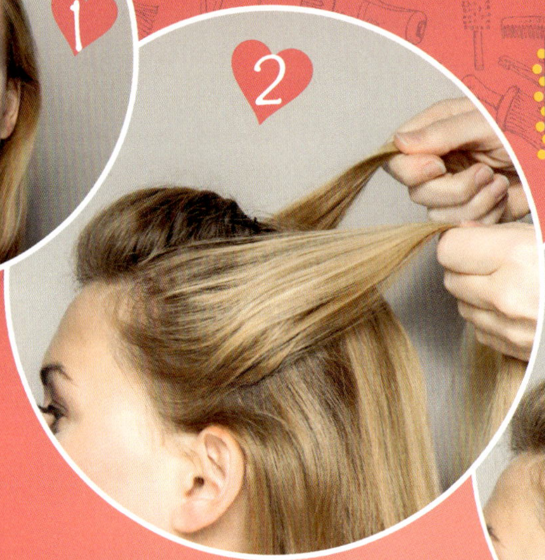

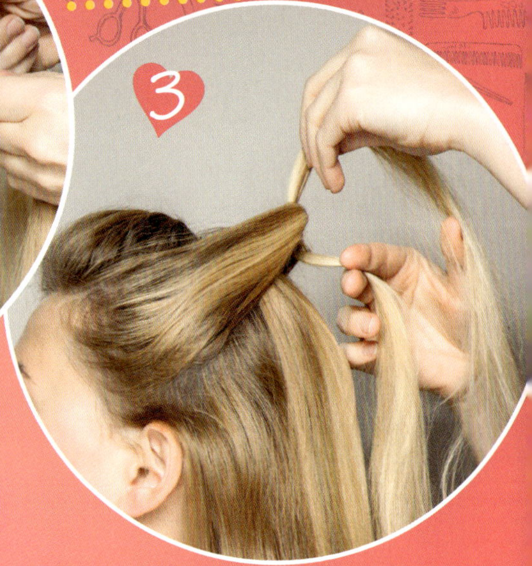

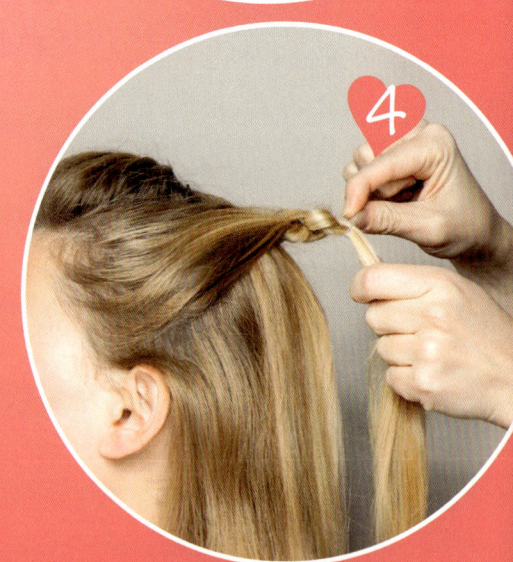

1. Schlagen Sie Ihr Stirnhaar zu einer Tolle, die Sie mit Haarklemmen befestigen.

2. Nehmen Sie von den Schläfen je eine Haarsträhne.

3. Schürzen Sie daraus einen Knoten, den Sie fest nach oben ziehen.

4. Verknoten Sie die Stränge ein zweites Mal. Mit einem Gummi abbinden.

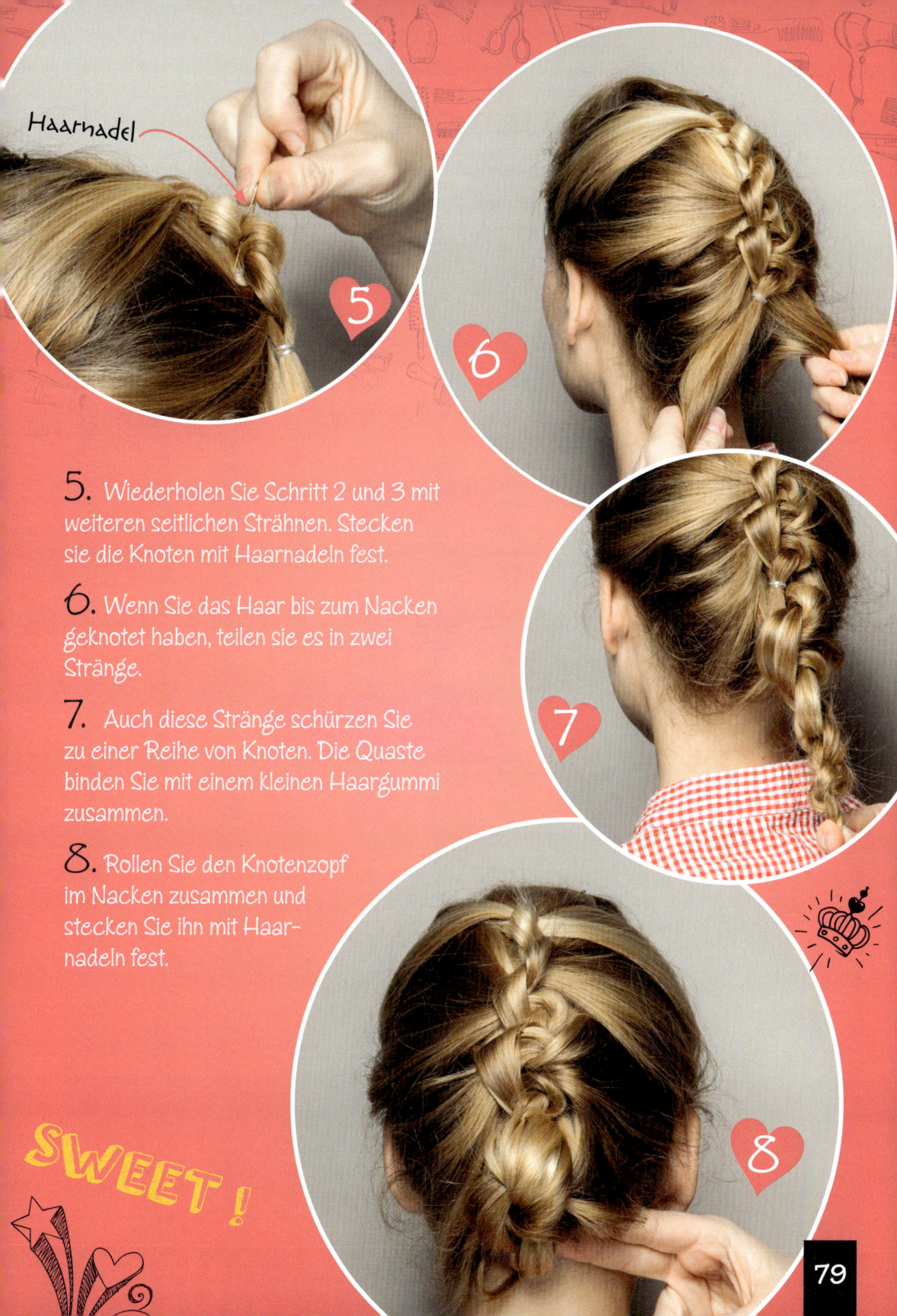

Haarnadel

5

6

7

5. Wiederholen Sie Schritt 2 und 3 mit weiteren seitlichen Strähnen. Stecken sie die Knoten mit Haarnadeln fest.

6. Wenn Sie das Haar bis zum Nacken geknotet haben, teilen sie es in zwei Stränge.

7. Auch diese Stränge schürzen Sie zu einer Reihe von Knoten. Die Quaste binden Sie mit einem kleinen Haargummi zusammen.

8. Rollen Sie den Knotenzopf im Nacken zusammen und stecken Sie ihn mit Haarnadeln fest.

SWEET !

8

HÜBSCH UND FRECH

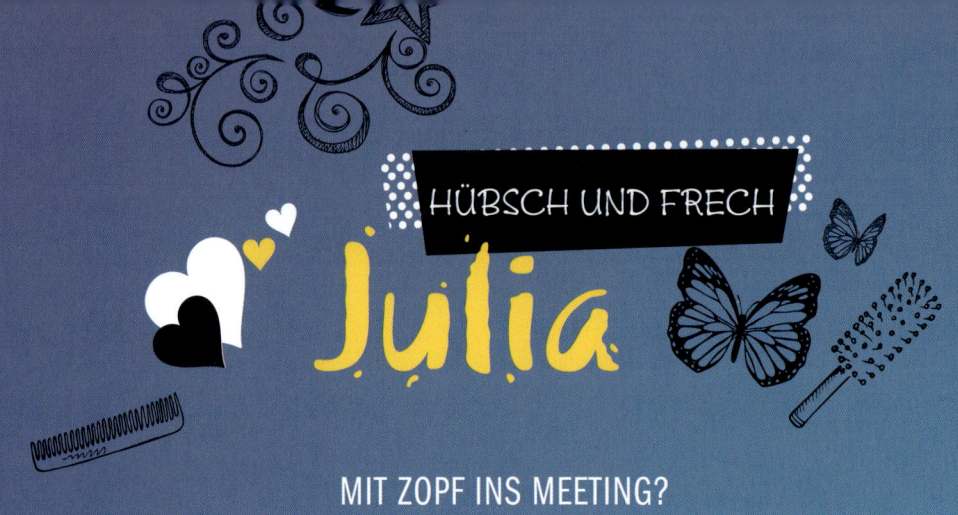

Julia

MIT ZOPF INS MEETING?
DIESE VOLLKOMMENE FRISUR ERLAUBT'S!

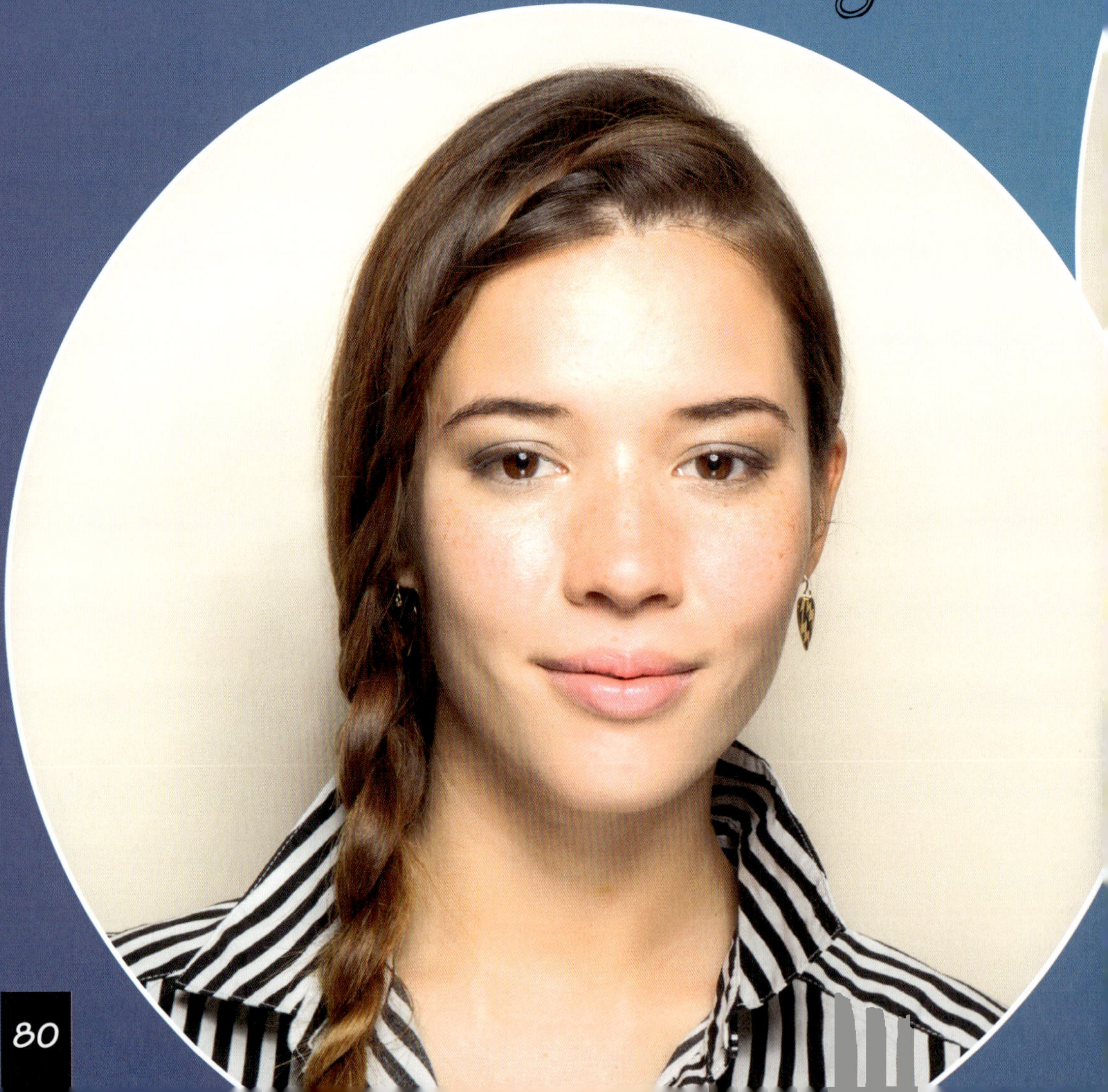

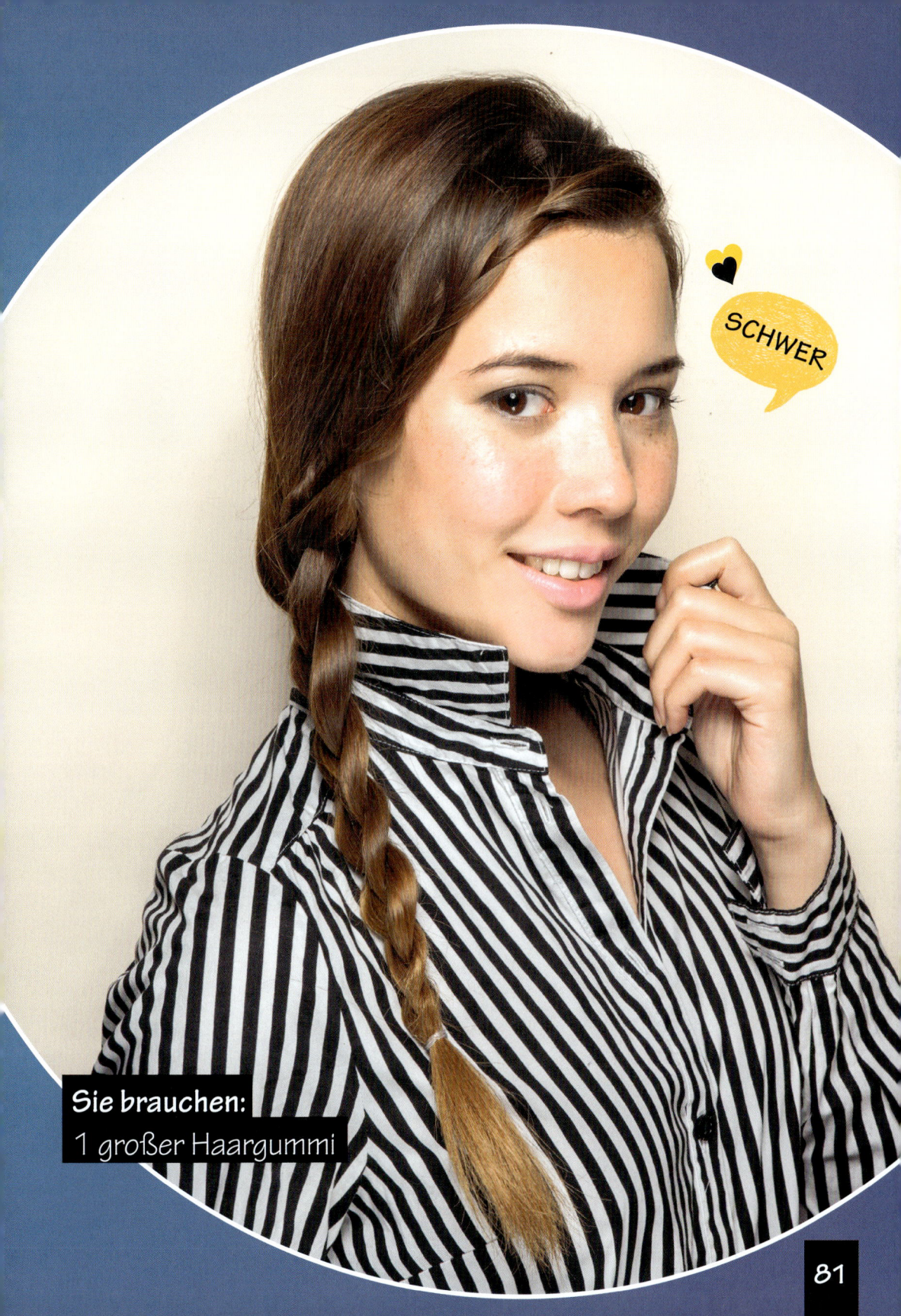

SCHWER

Sie brauchen:
1 großer Haargummi

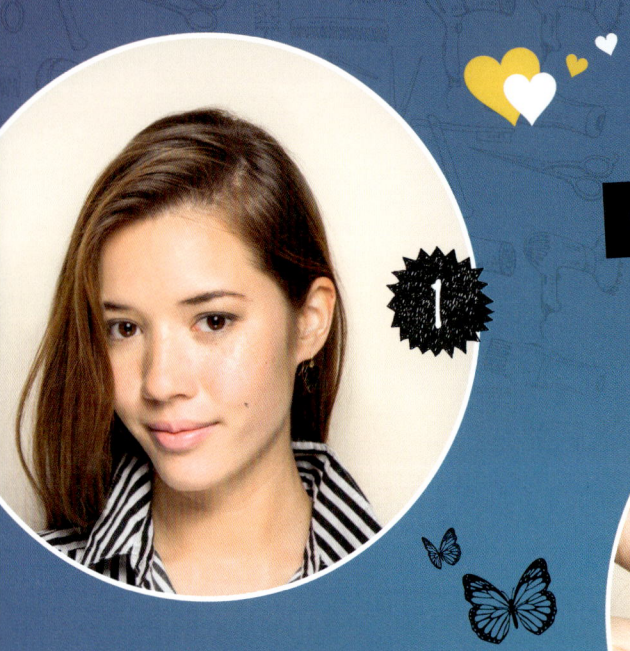

SCHRITT FÜR SCHRITT

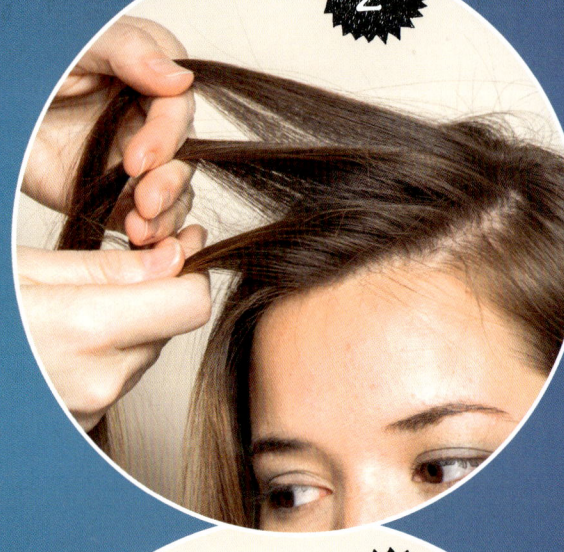

1. Teilen Sie von den Stirnfransen eine Partie ab.

2. Teilen Sie die Partie in drei Stränge.

3. Flechten Sie die Stränge zu einem halben französischen Zopf, indem Sie nur zu den oberen Strähnen jeweils eine Haarsträhne hinzunehmen.

4. Auf Höhe des Ohrs nehmen Sie das gesamte Haar zusammen, teilen es in drei Stränge und flechten einen einfachen Dreierzopf, den Sie über die Schulter legen.

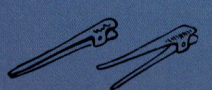

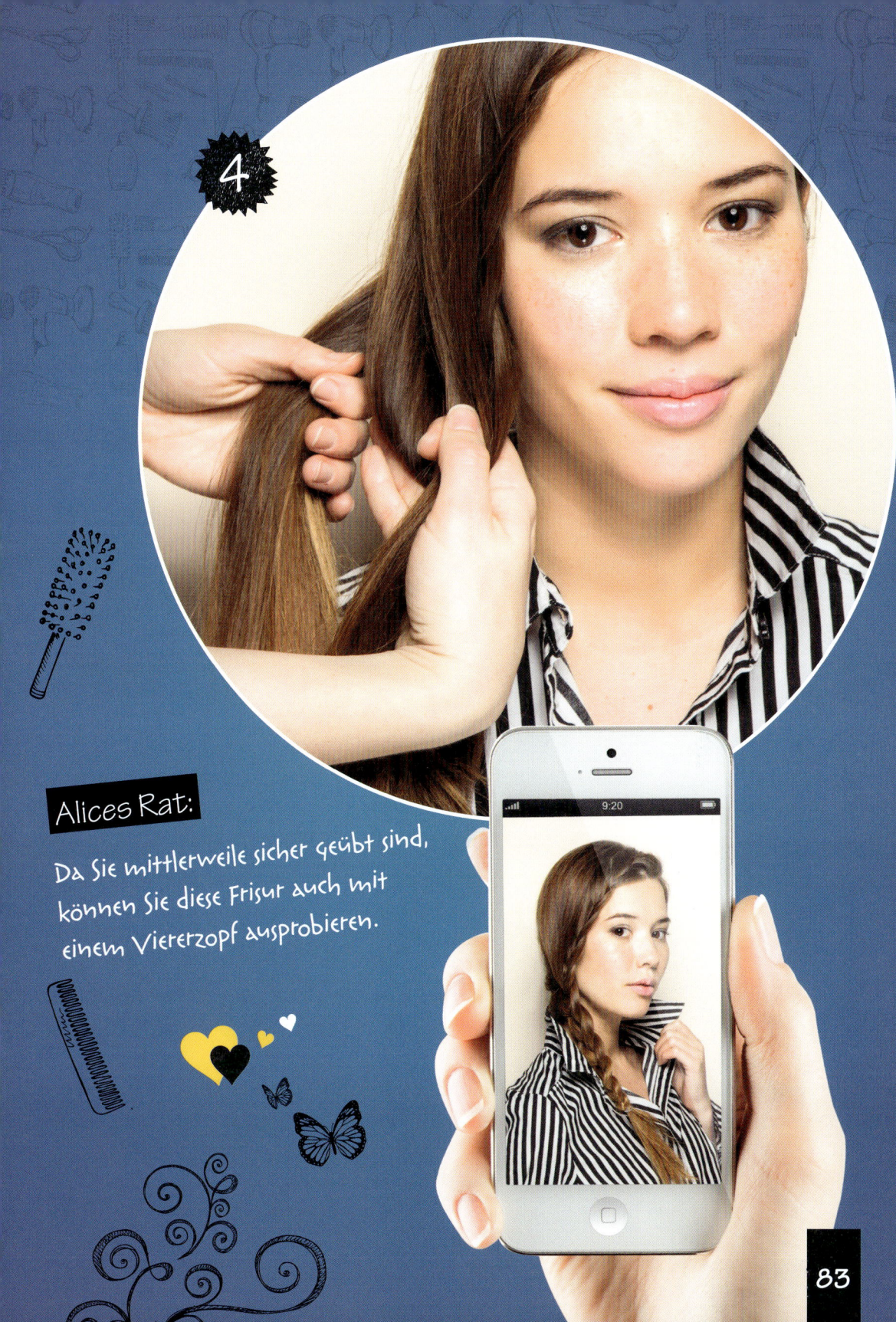

4

Alices Rat:

Da Sie mittlerweile sicher geübt sind, können Sie diese Frisur auch mit einem Viererzopf ausprobieren.

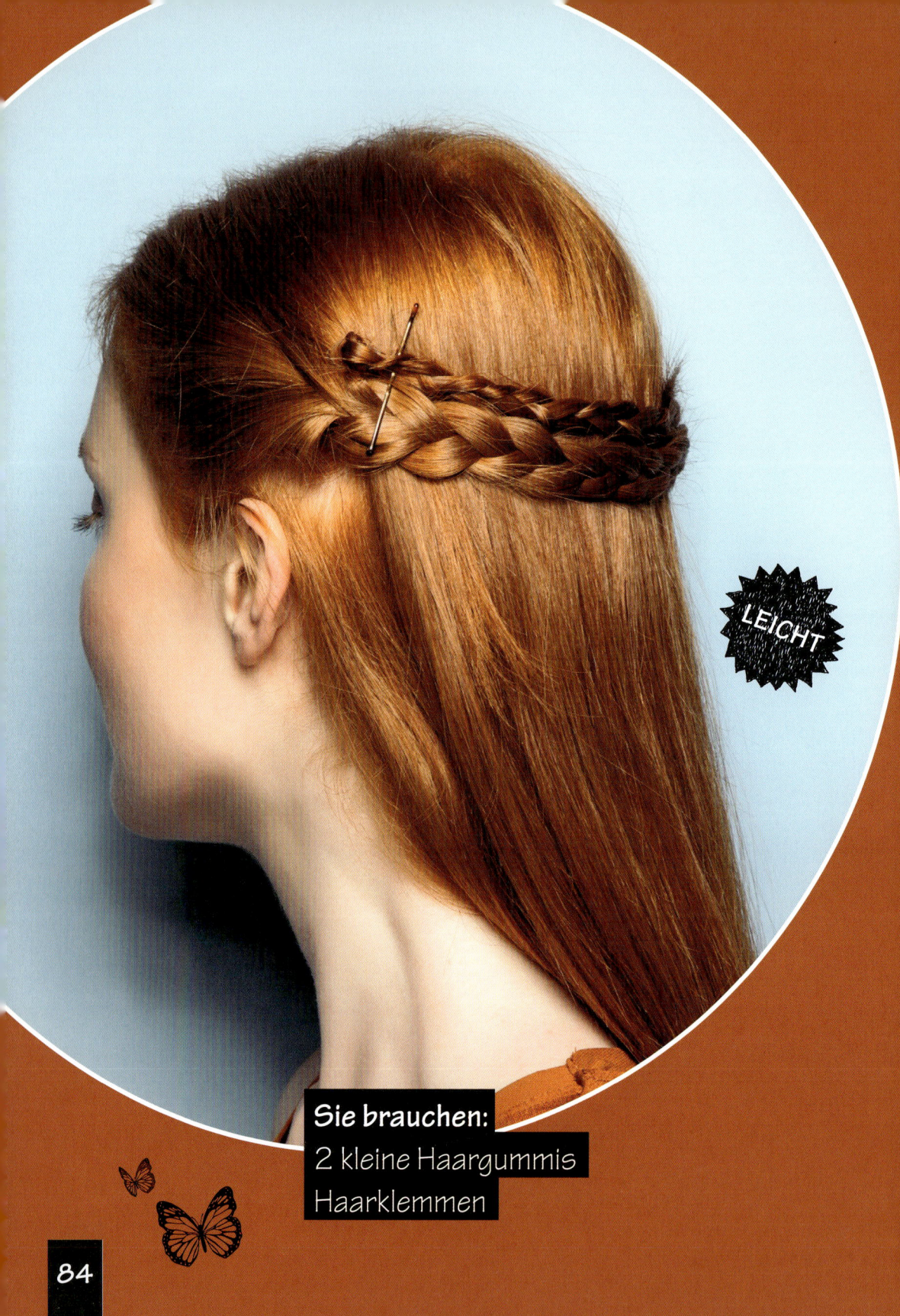

LEICHT

Sie brauchen:
2 kleine Haargummis
Haarklemmen

Ariane

WENN SIE MORGENS NULL ZEIT HABEN,

in exakt vier Minuten geflochten!

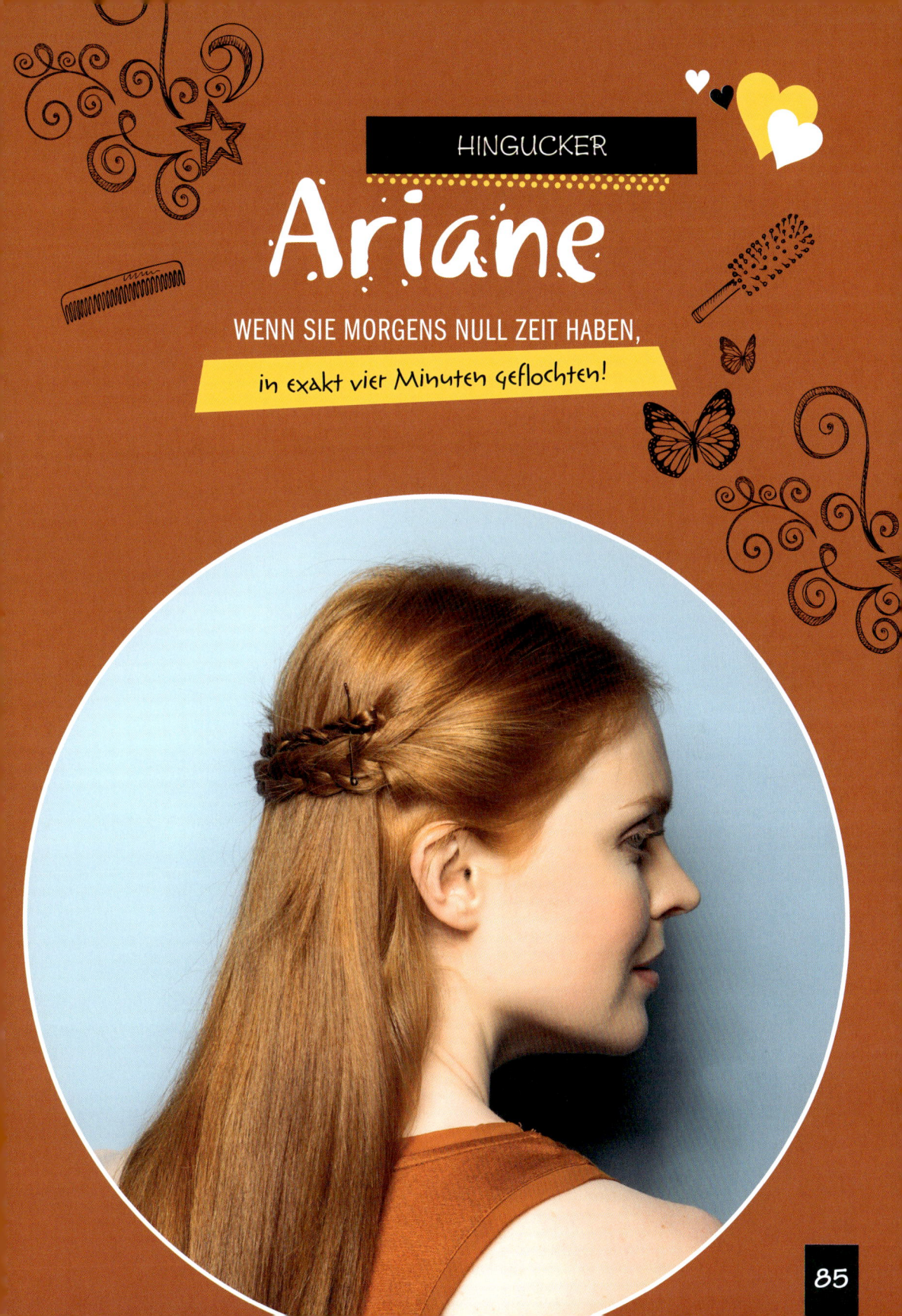

Ariane

1. Kämmen Sie alle Haare nach hinten.

2. Nehmen Sie seitlich eine Partie, die Sie in drei Stränge teilen.

3. Flechten Sie einen Dreier- zopf auf der ganzen Länge. Mit einem Gummi zusammenbinden.

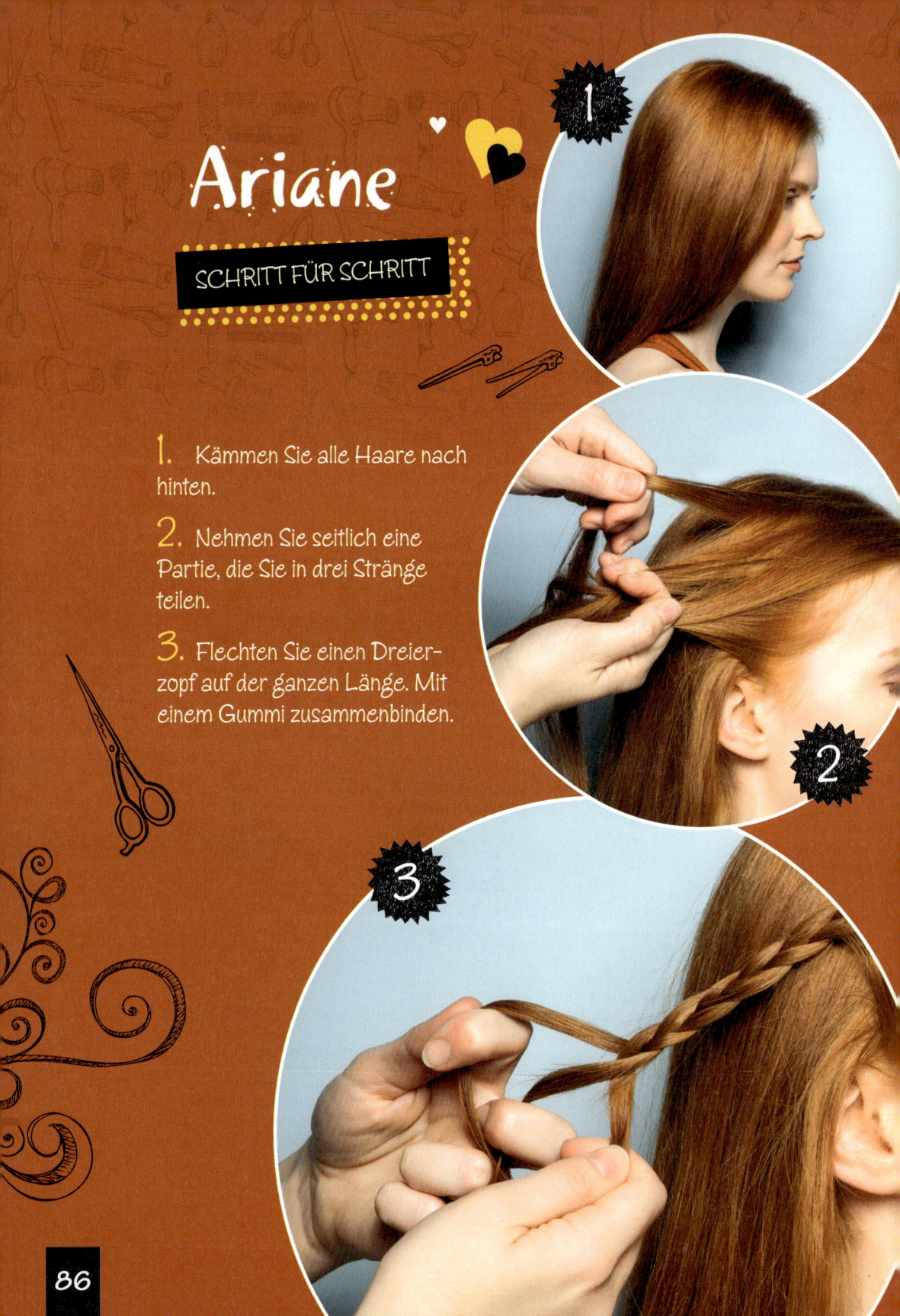

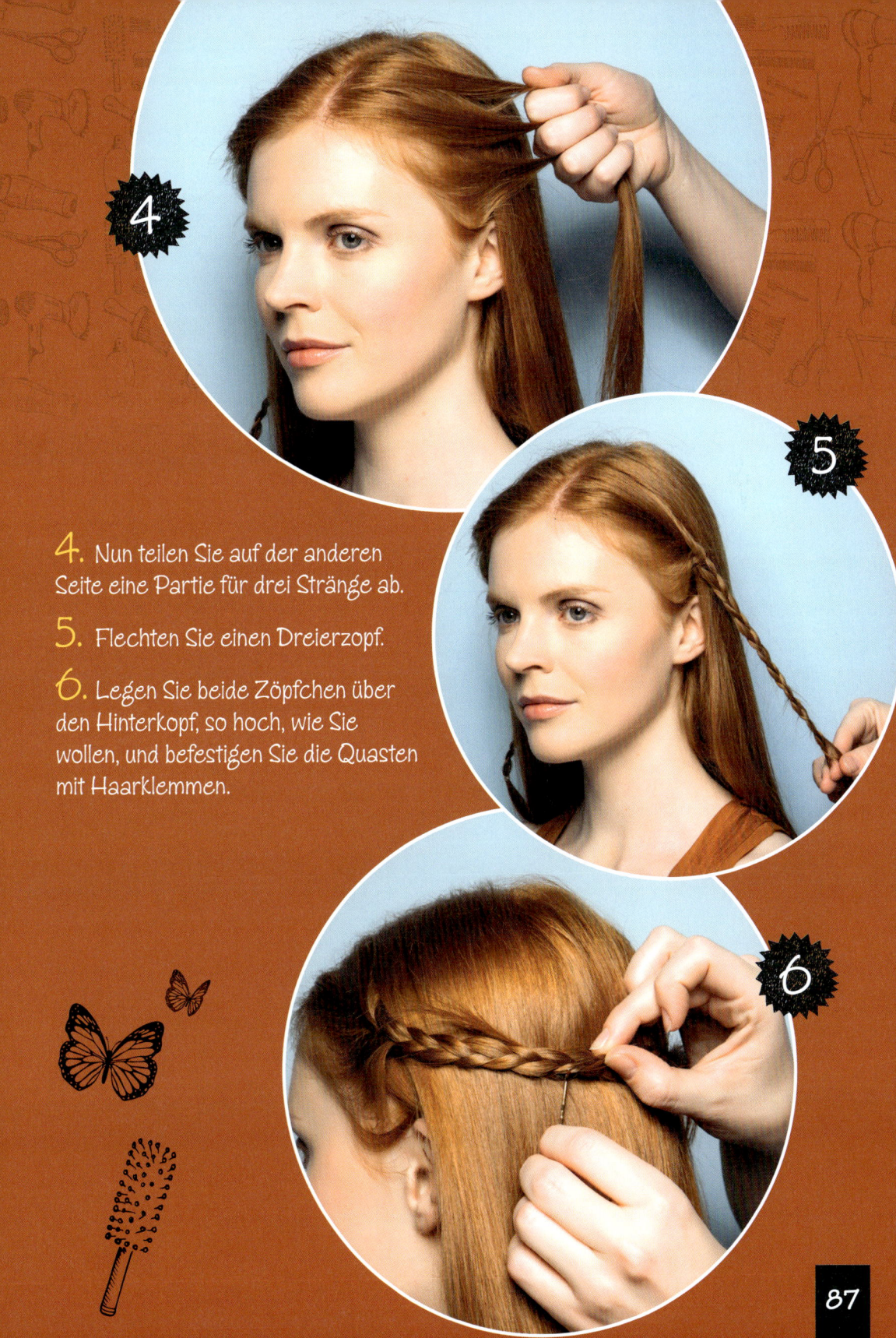

4. Nun teilen Sie auf der anderen Seite eine Partie für drei Stränge ab.

5. Flechten Sie einen Dreierzopf.

6. Legen Sie beide Zöpfchen über den Hinterkopf, so hoch, wie Sie wollen, und befestigen Sie die Quasten mit Haarklemmen.

SCHÖNHEIT VOM LANDE

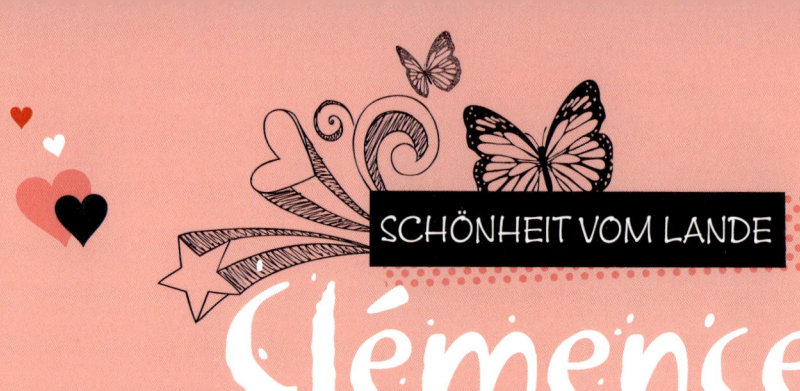

Clémence

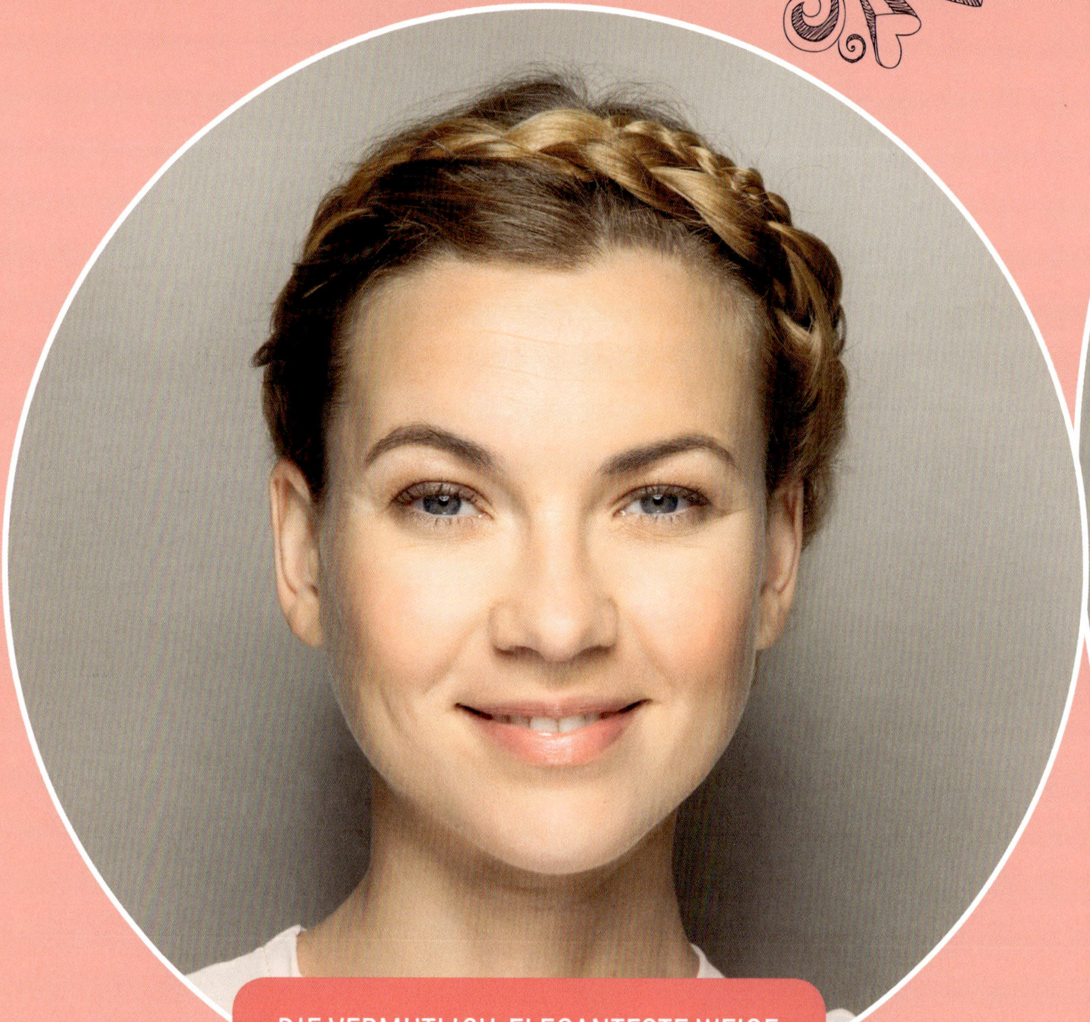

DIE VERMUTLICH ELEGANTESTE WEISE IHR HAAR HOCHZUSTECKEN

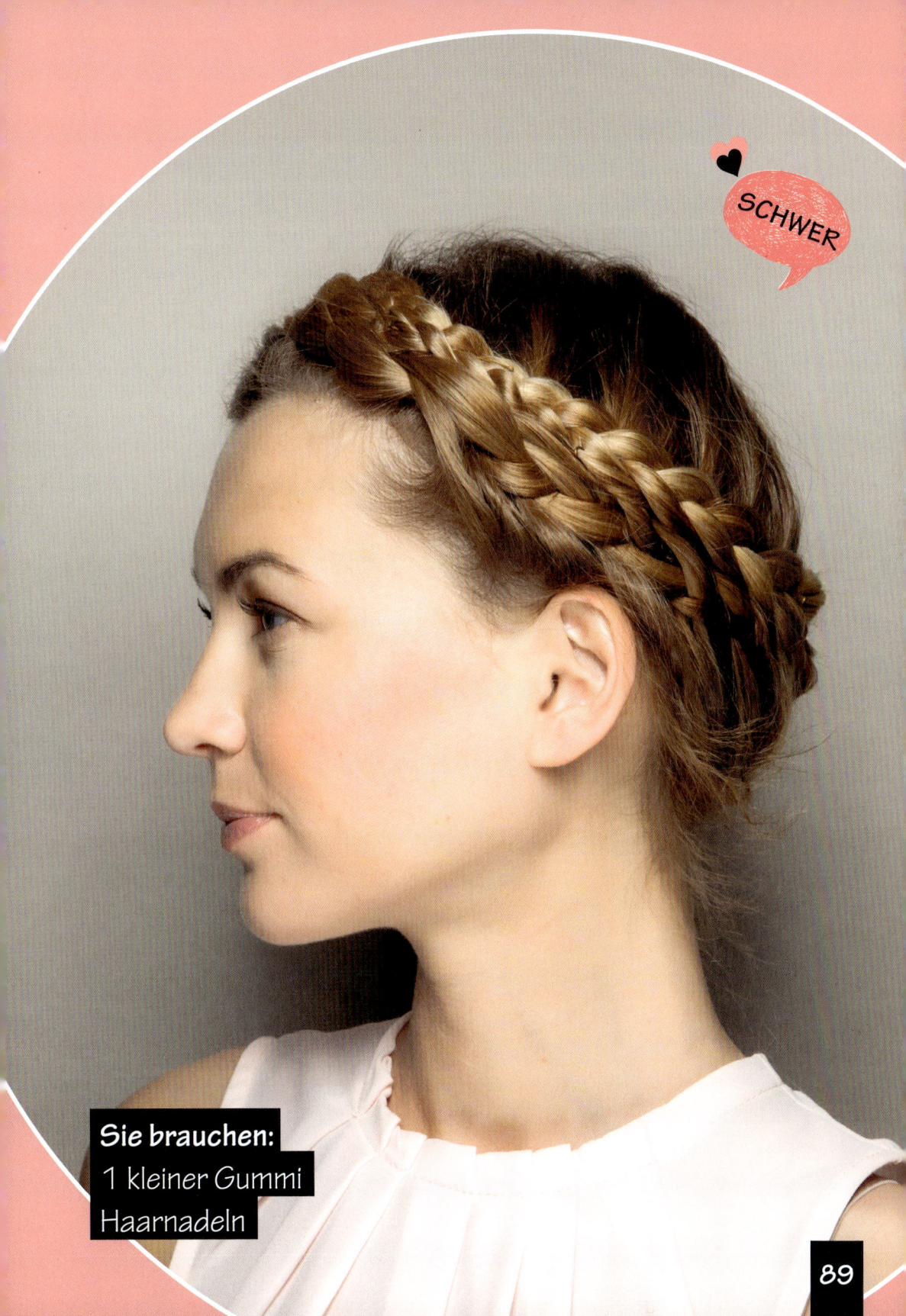

SCHWER

Sie brauchen:
1 kleiner Gummi
Haarnadeln

Clémence

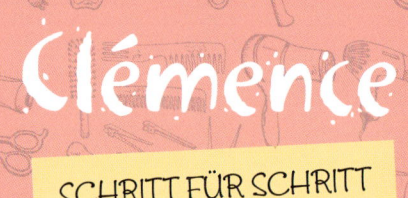

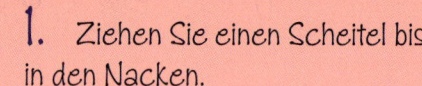

1. Ziehen Sie einen Scheitel bis in den Nacken.

2. Beginnen Sie die Zopfkrone am Hinterkopf. Teilen Sie eine Strähne in drei Teile und beginnen Sie, einen französischen Zopf zu flechten.

3. Bei jedem Überschlag nehmen Sie eine Haarsträhne hinzu. Ziehen Sie das Geflecht gut an.

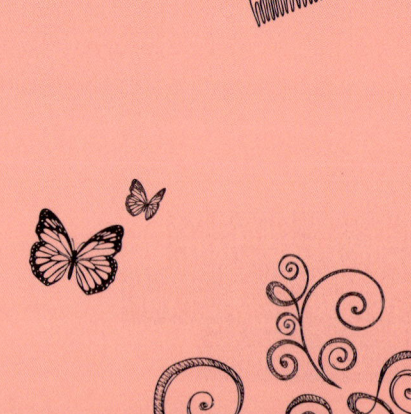

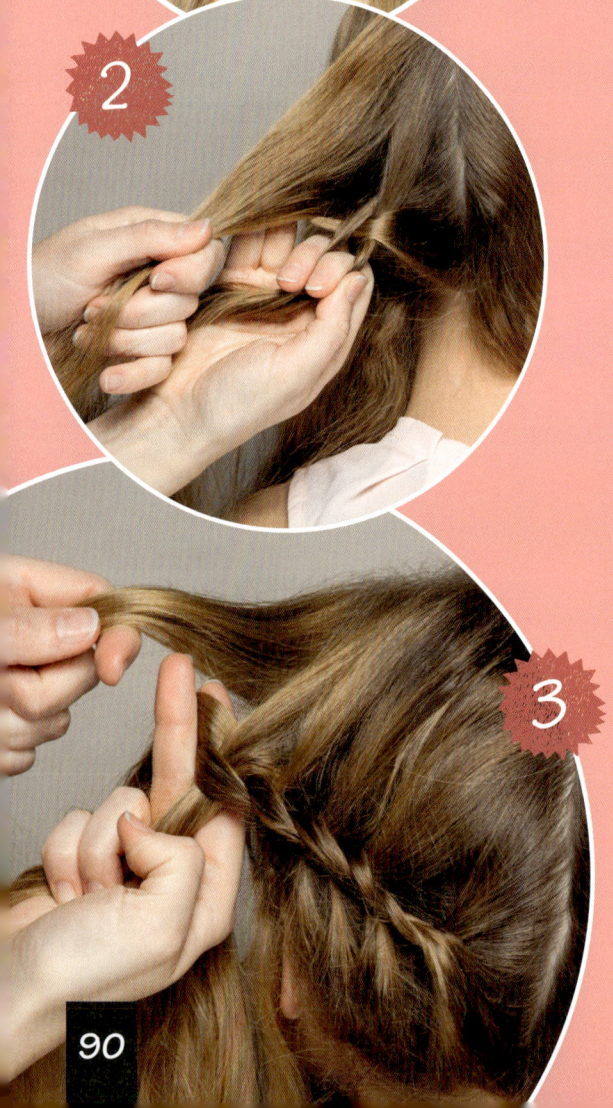

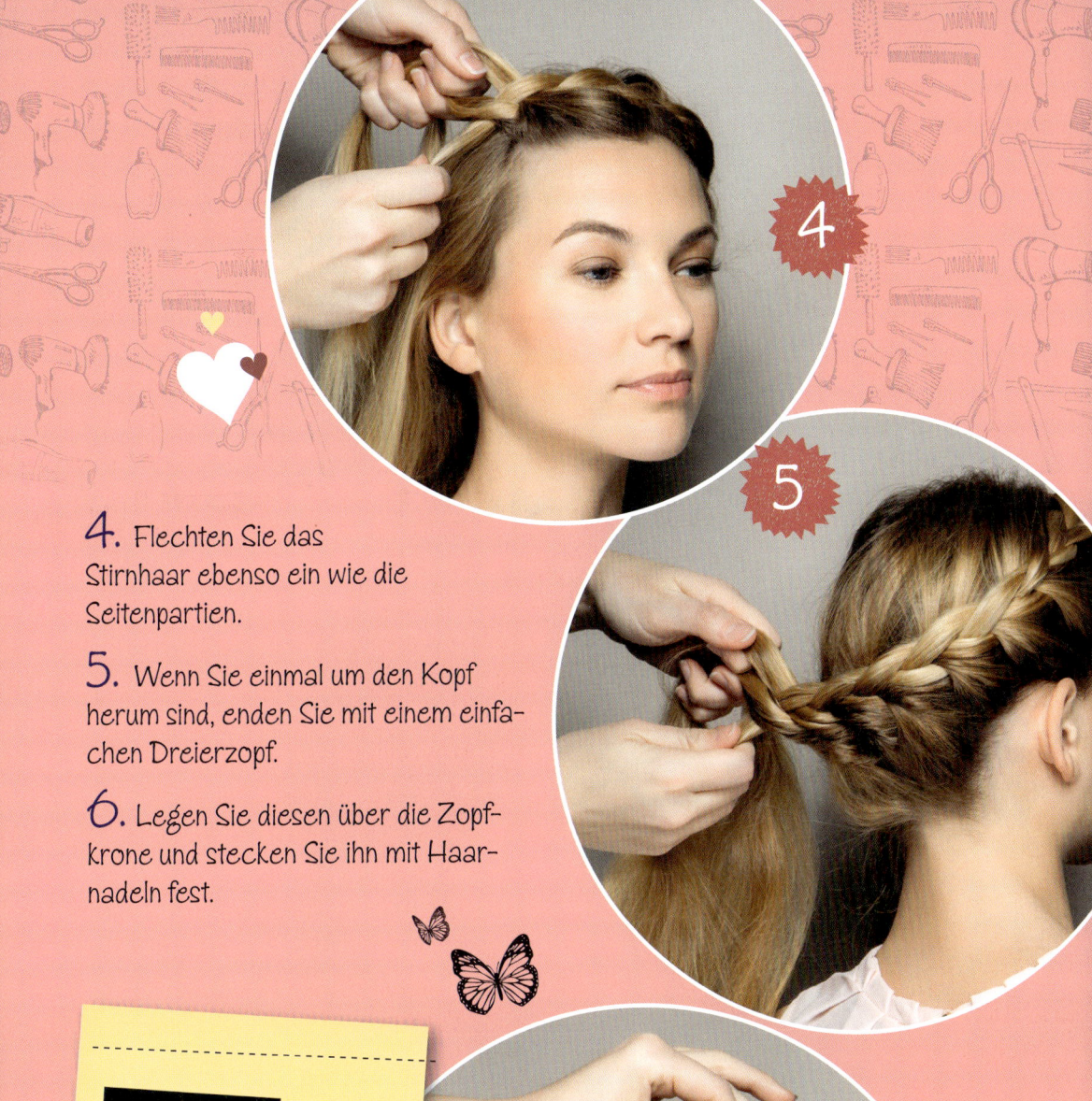

4. Flechten Sie das Stirnhaar ebenso ein wie die Seitenpartien.

5. Wenn Sie einmal um den Kopf herum sind, enden Sie mit einem einfachen Dreierzopf.

6. Legen Sie diesen über die Zopfkrone und stecken Sie ihn mit Haarnadeln fest.

Alices Rat:
Über der Stirn können Sie einige Überschläge ohne zusätzliche Strähnen flechten. Der lose liegende Zopf wirkt noch stärker wie eine Krone.

BLUMIGE POESIE

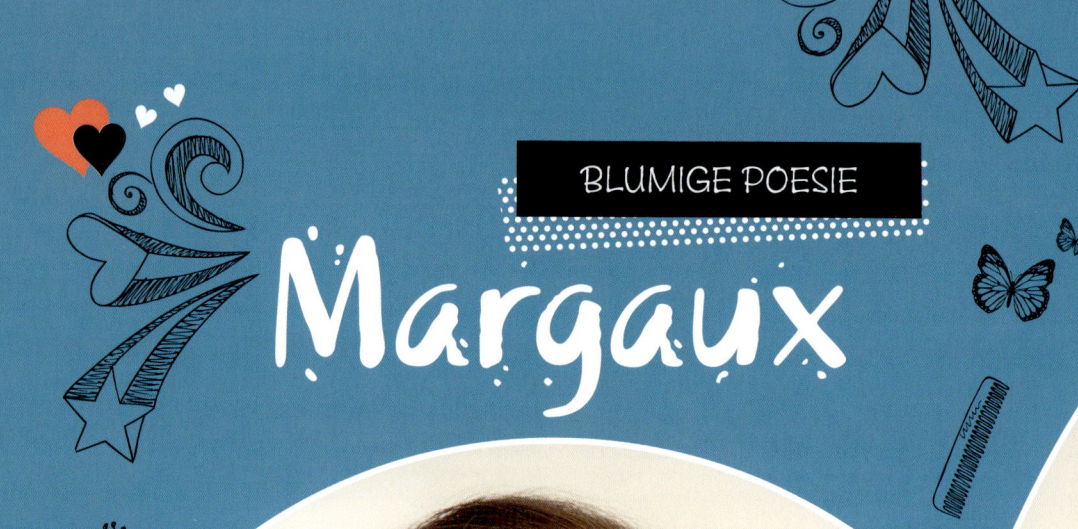

Margaux

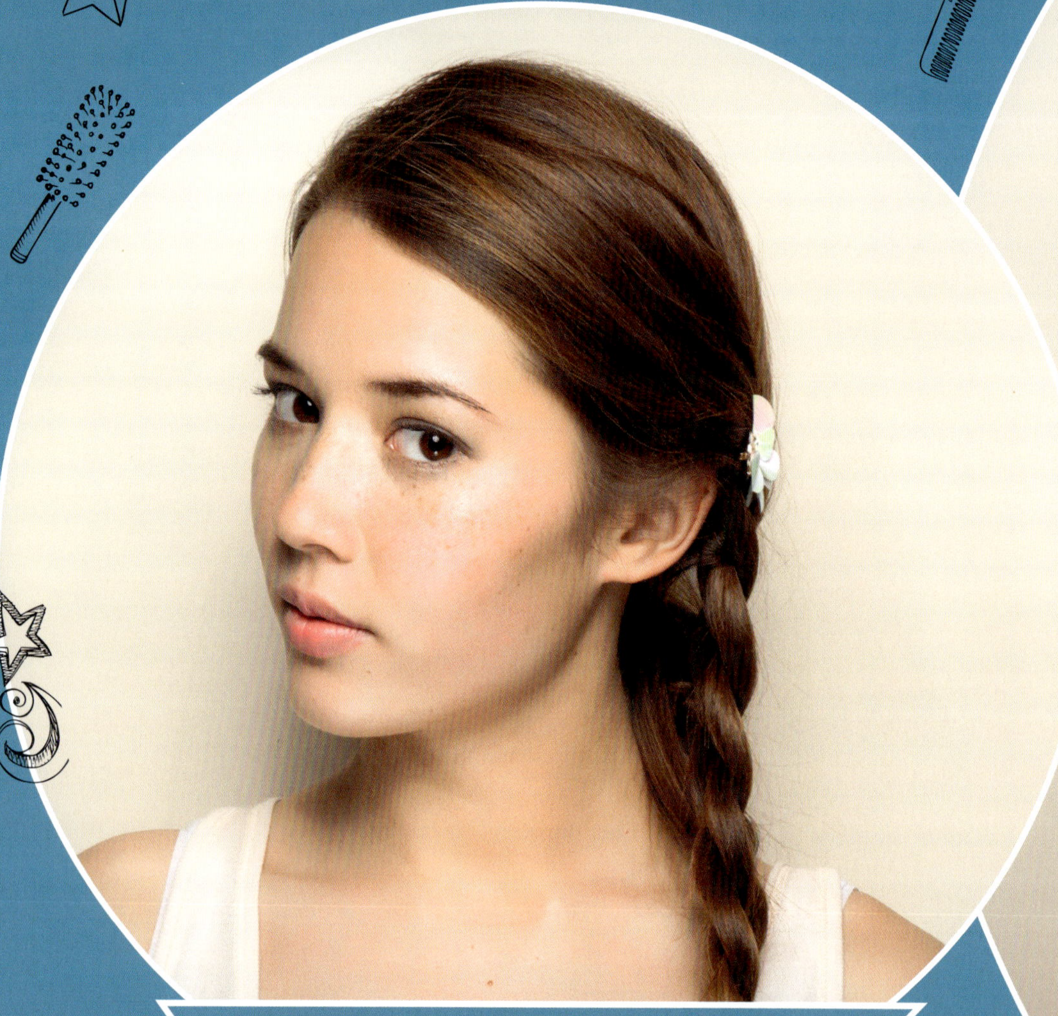

DIE VOLLKOMMENE FRISUR FÜR DEN ABEND
-- ZART UND ROMANTISCH --

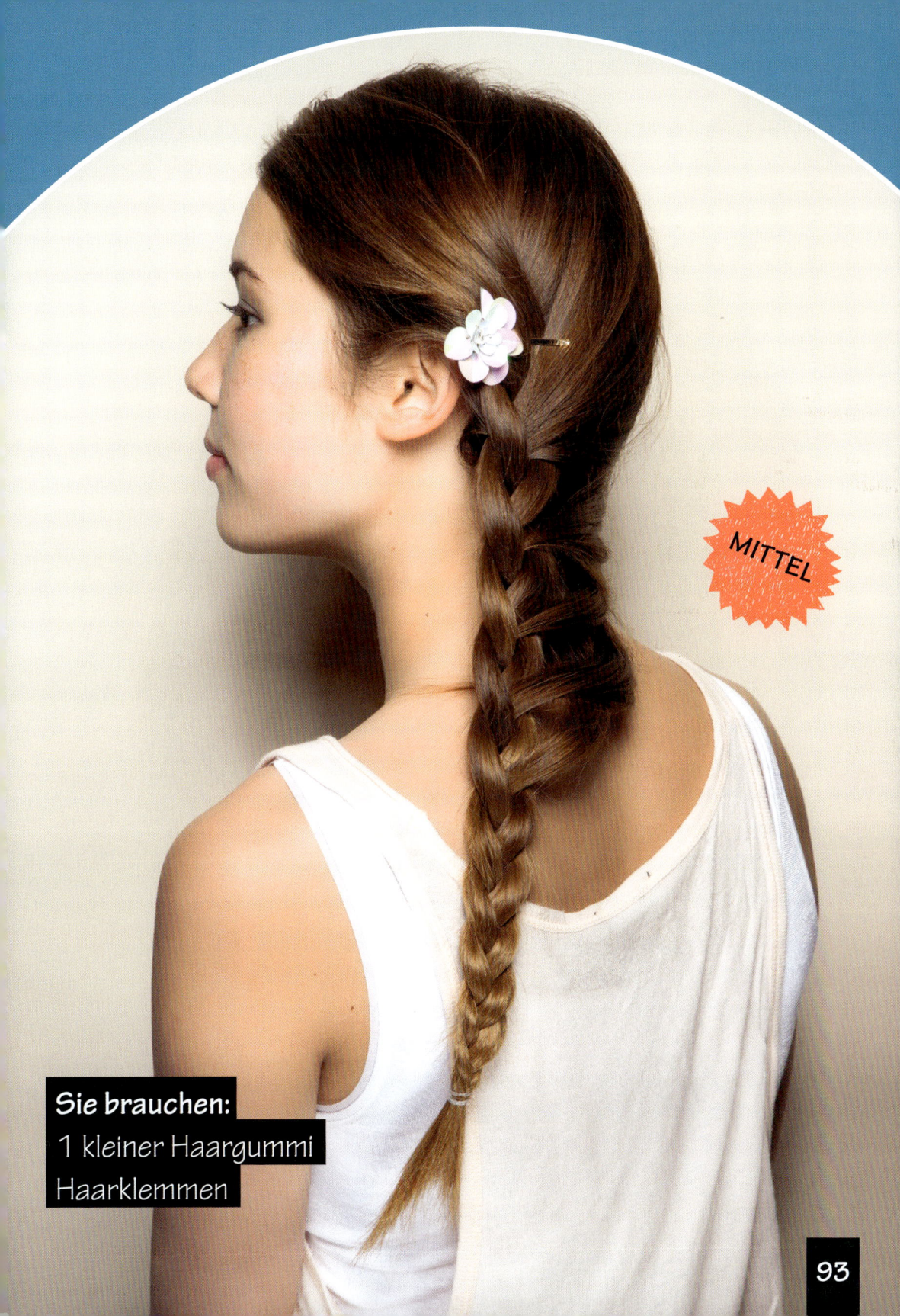

MITTEL

Sie brauchen:
1 kleiner Haargummi
Haarklemmen

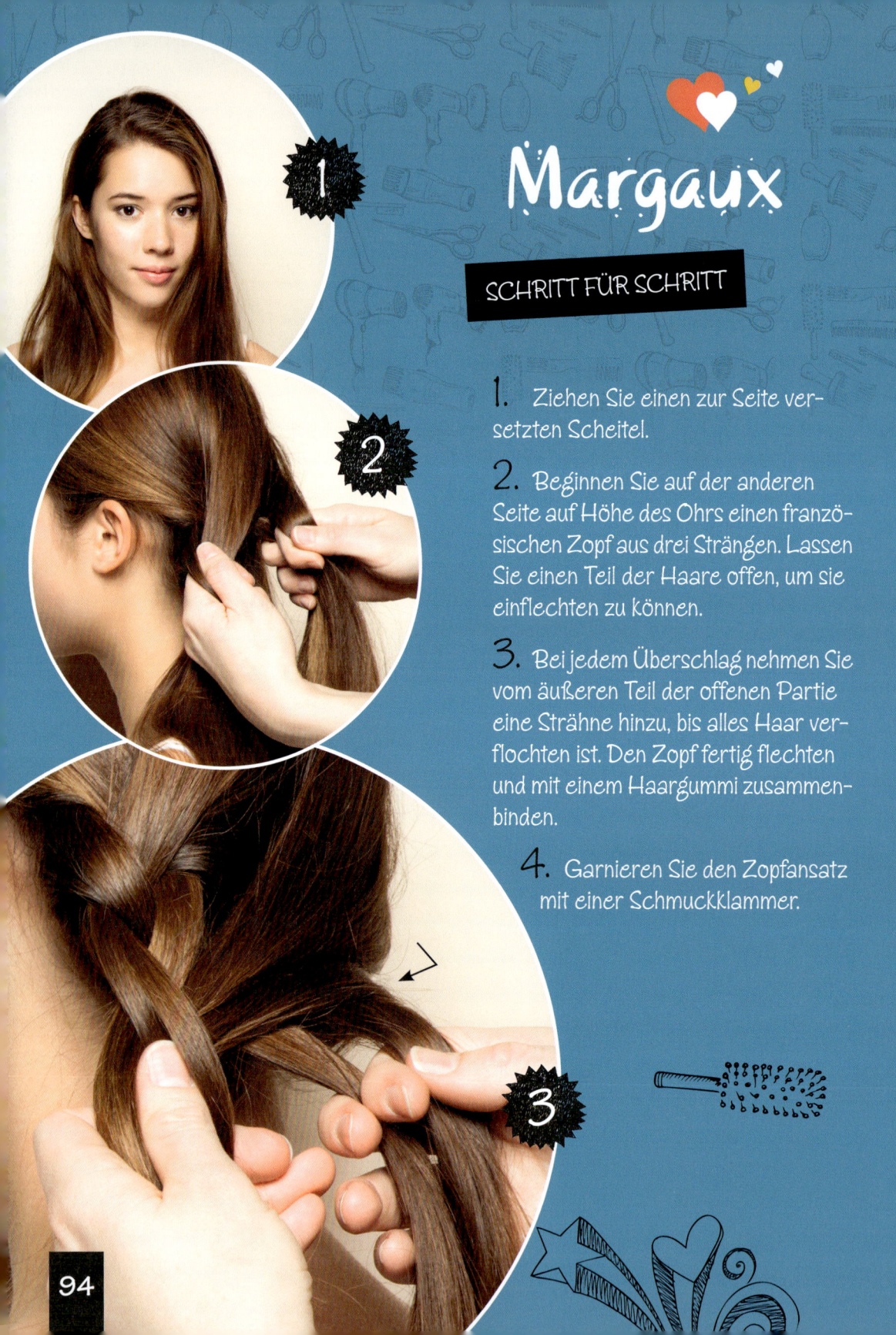

Margaux

1. Ziehen Sie einen zur Seite versetzten Scheitel.

2. Beginnen Sie auf der anderen Seite auf Höhe des Ohrs einen französischen Zopf aus drei Strängen. Lassen Sie einen Teil der Haare offen, um sie einflechten zu können.

3. Bei jedem Überschlag nehmen Sie vom äußeren Teil der offenen Partie eine Strähne hinzu, bis alles Haar verflochten ist. Den Zopf fertig flechten und mit einem Haargummi zusammenbinden.

4. Garnieren Sie den Zopfansatz mit einer Schmuckklammer.

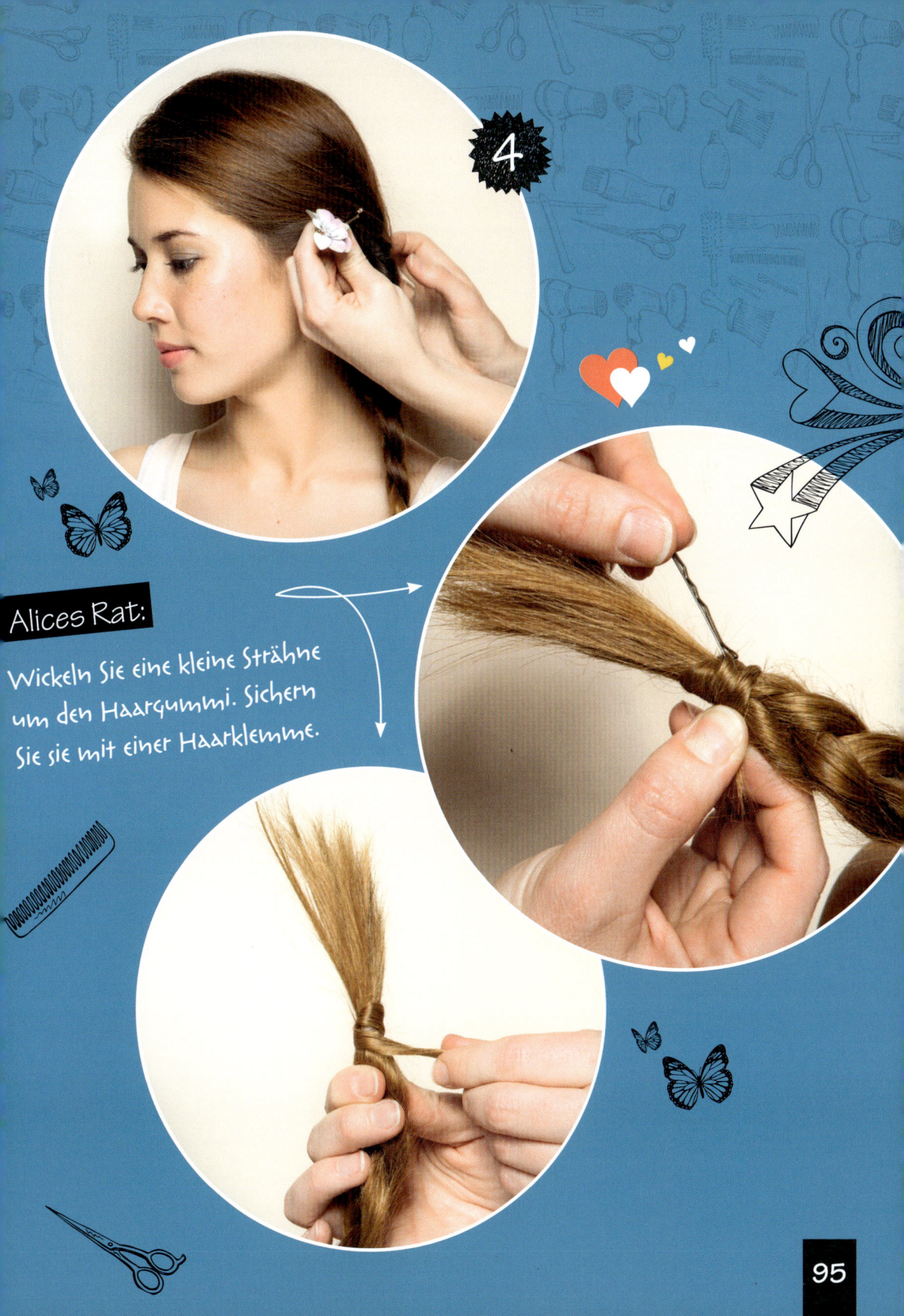

4

Alices Rat:

Wickeln Sie eine kleine Strähne um den Haargummi. Sichern Sie sie mit einer Haarklemme.

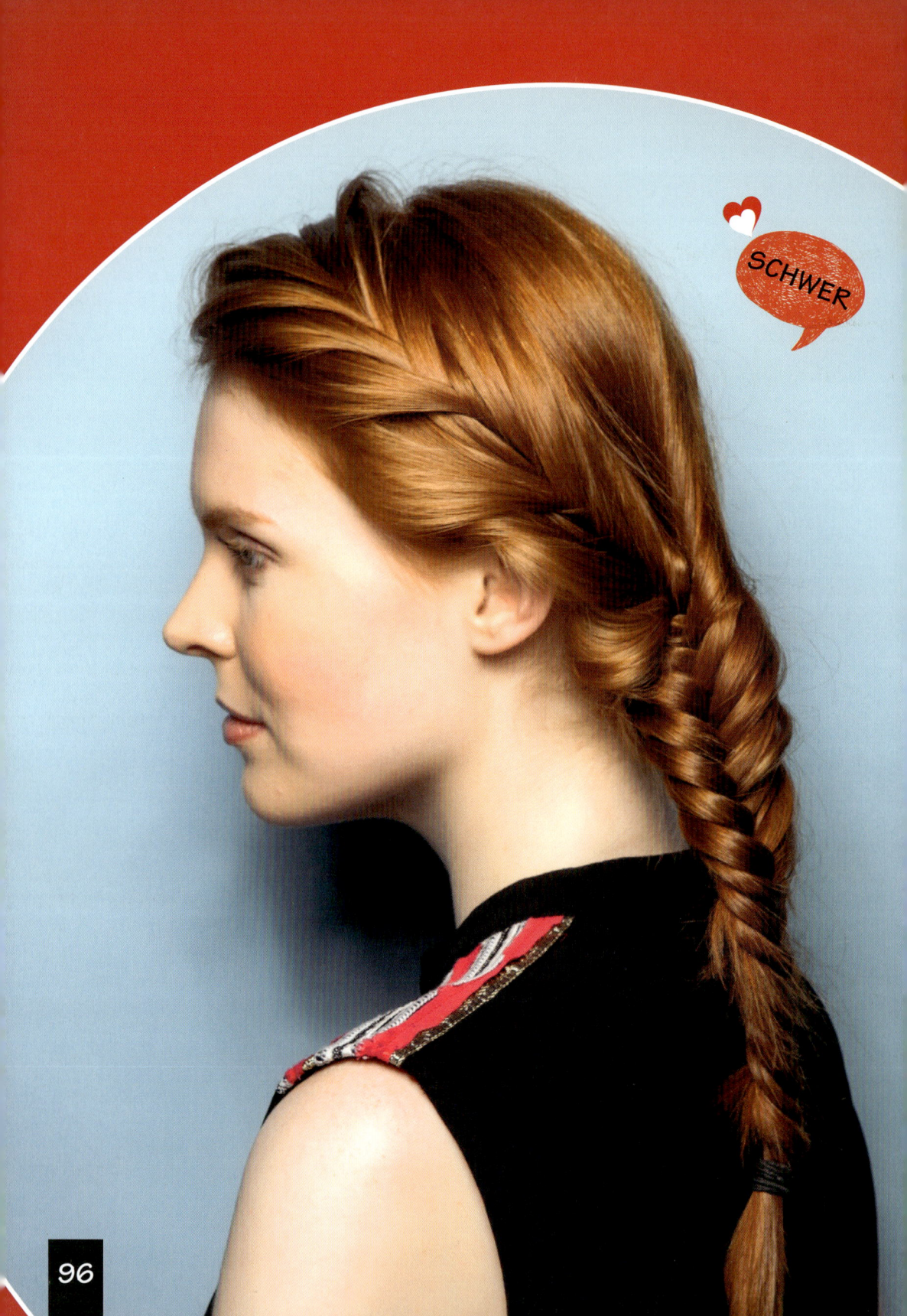

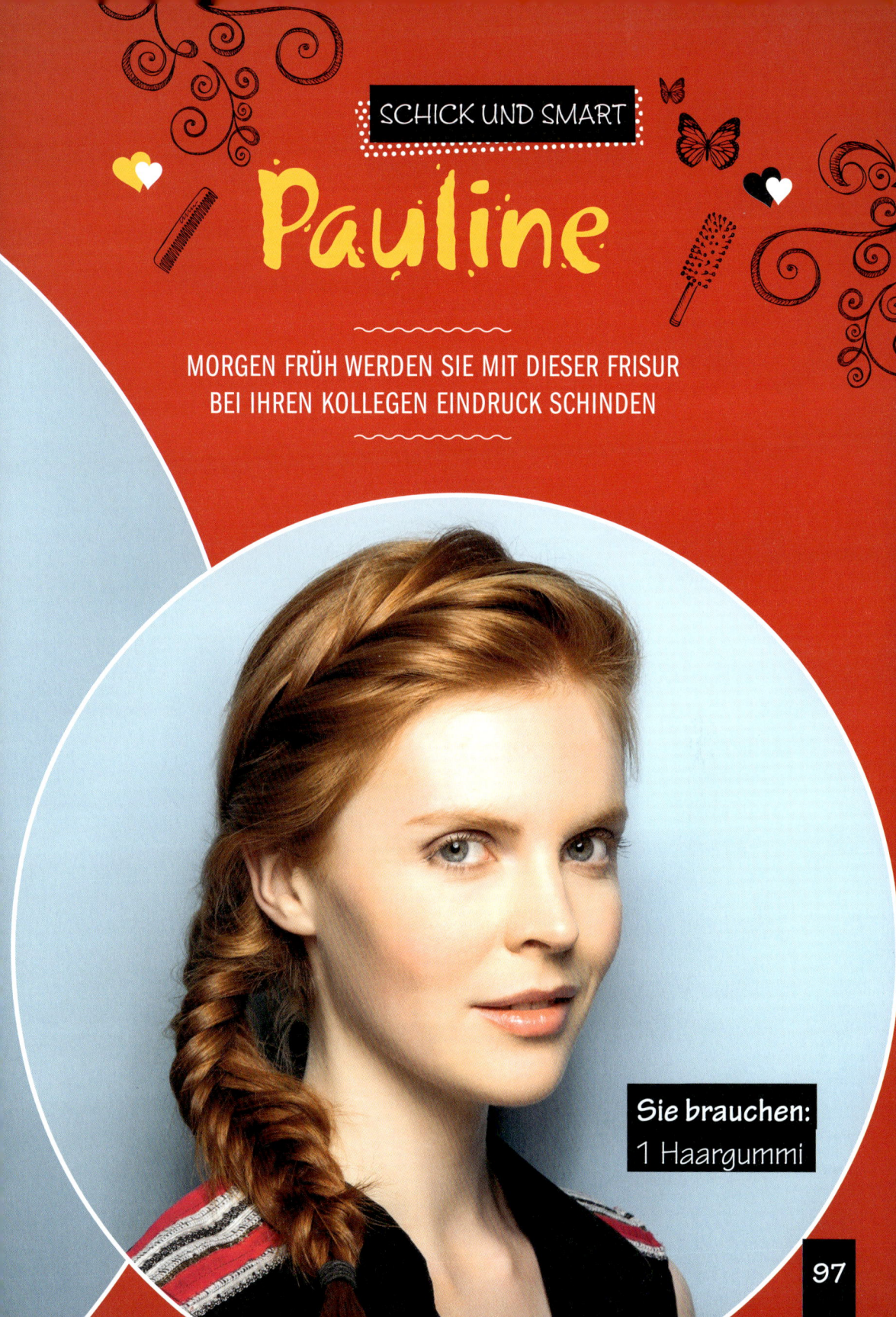

Pauline

MORGEN FRÜH WERDEN SIE MIT DIESER FRISUR
BEI IHREN KOLLEGEN EINDRUCK SCHINDEN

Sie brauchen:
1 Haargummi

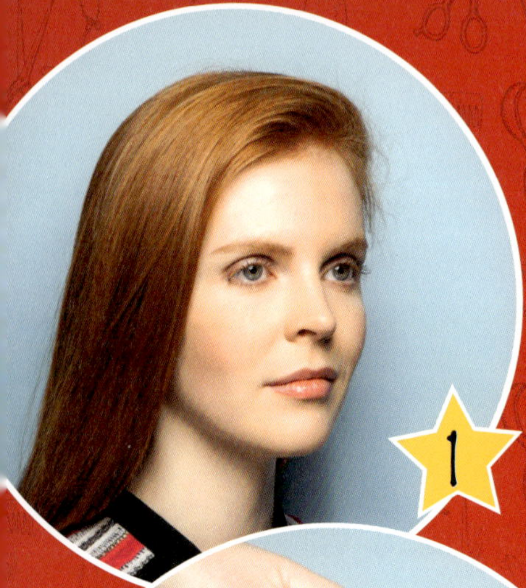

Pauline

SCHRITT FÜR SCHRITT

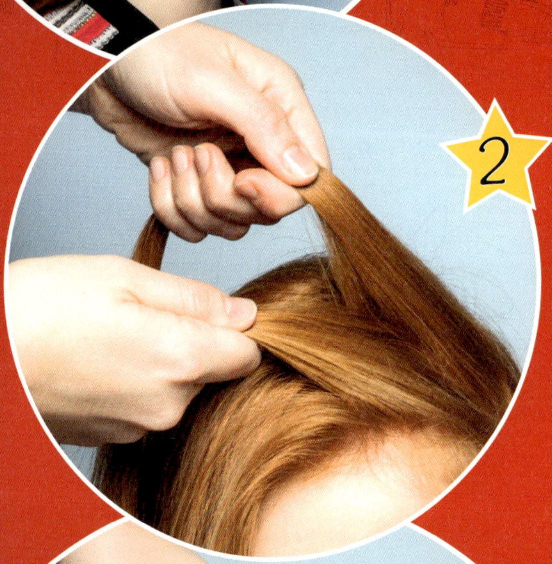

1. Ziehen Sie einen tiefen Seiten-scheitel.

2. Teilen Sie vom Stirnhaar zwei Strähnen ab, um einen Viererzopf zu flechten.

3. Nehmen Sie für jeden Überschlag eine neue Strähne von vorne hinzu, die sie in die hintere Hand legen.

4. So fortfahren, bis Ihr Zopf den Nacken erreicht. Legen Sie die freien Strähnen jeweils in die hintere Hand.

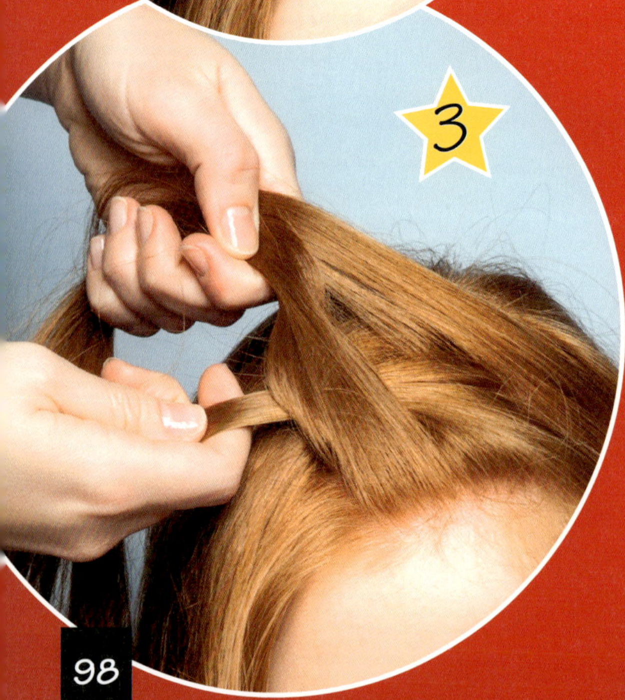

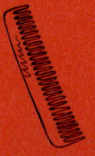

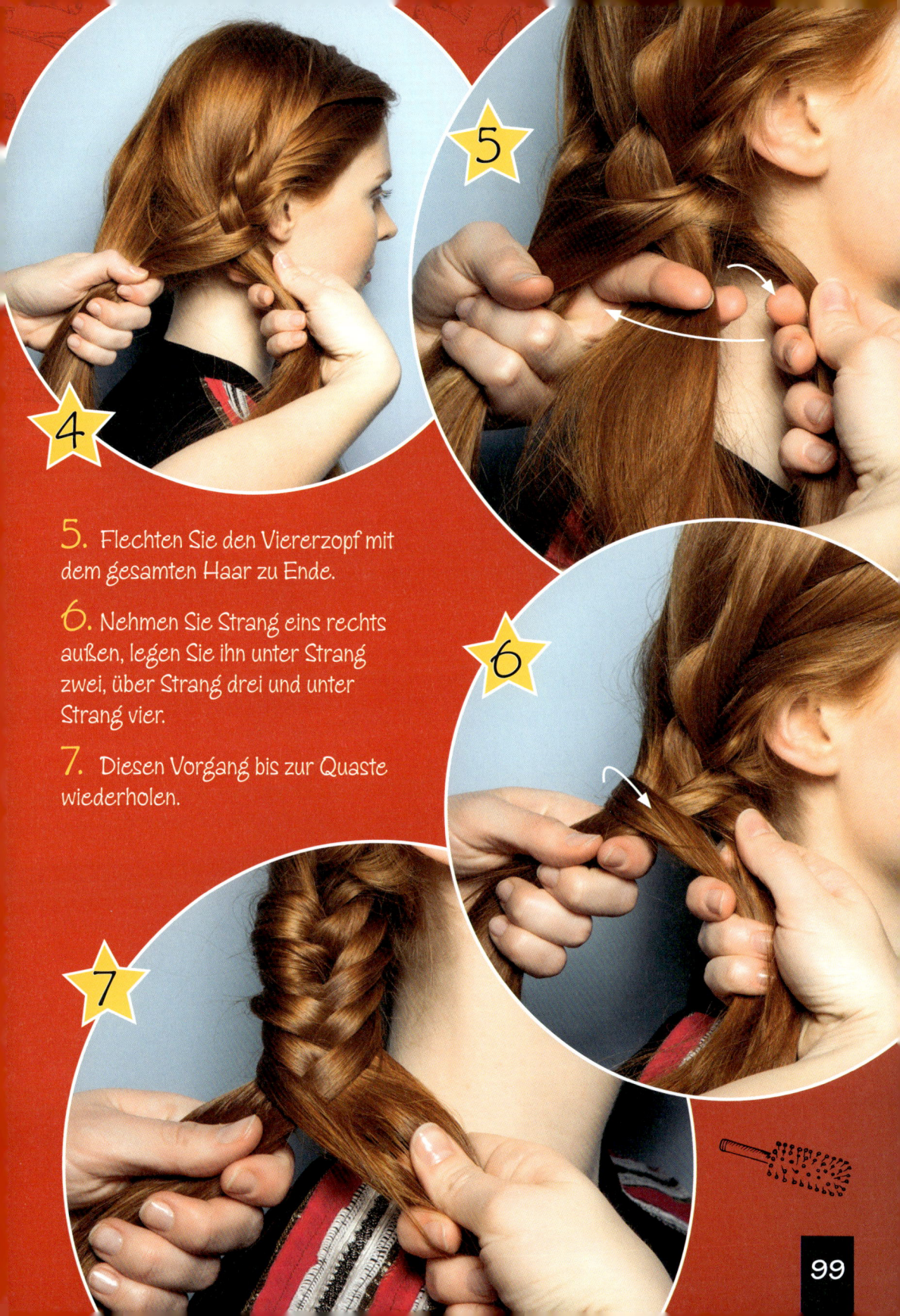

5. Flechten Sie den Viererzopf mit dem gesamten Haar zu Ende.

6. Nehmen Sie Strang eins rechts außen, legen Sie ihn unter Strang zwei, über Strang drei und unter Strang vier.

7. Diesen Vorgang bis zur Quaste wiederholen.

Lisa

2 ZÖPFCHEN FÜR DEN *optimalen* LOOK

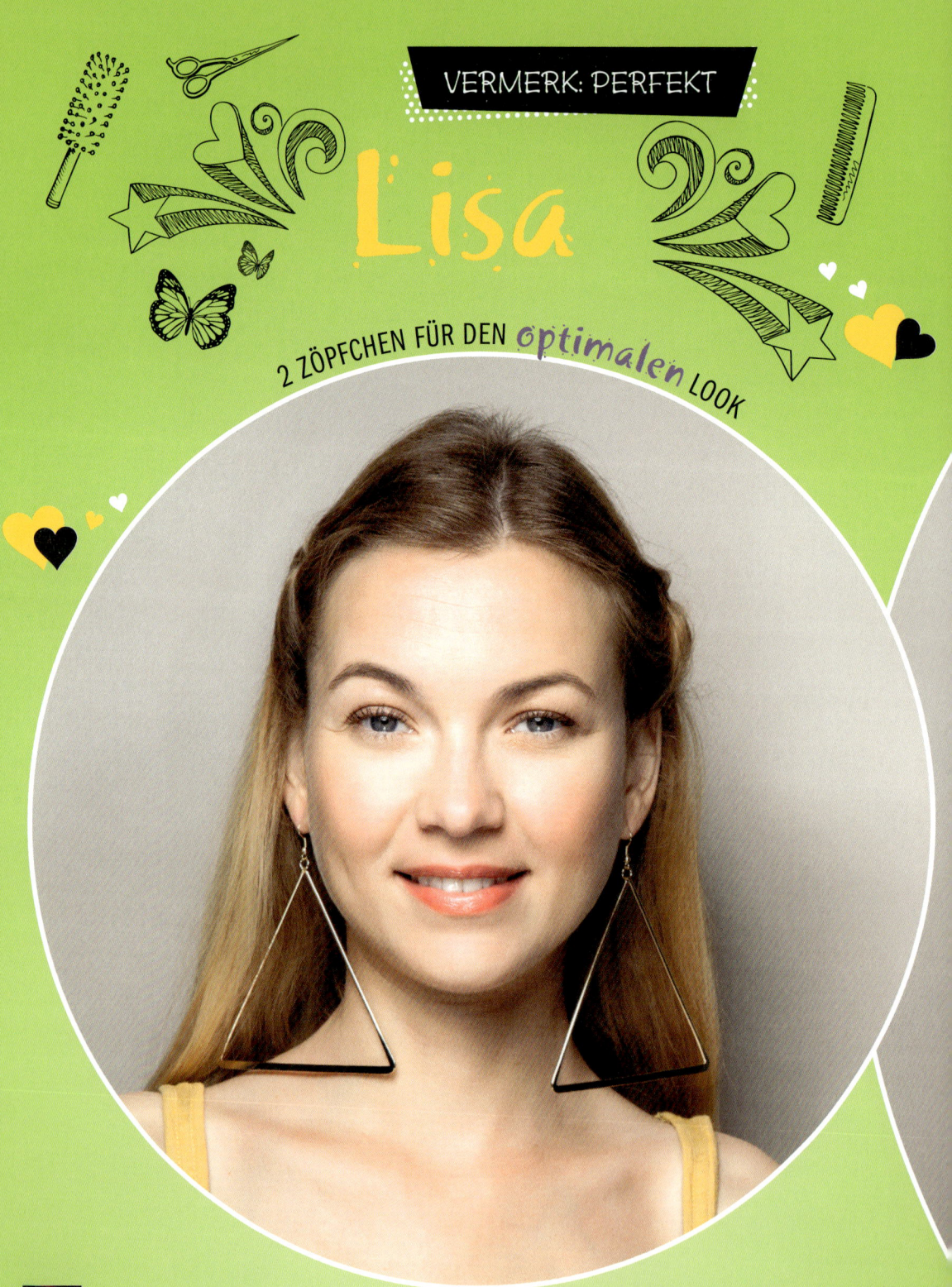

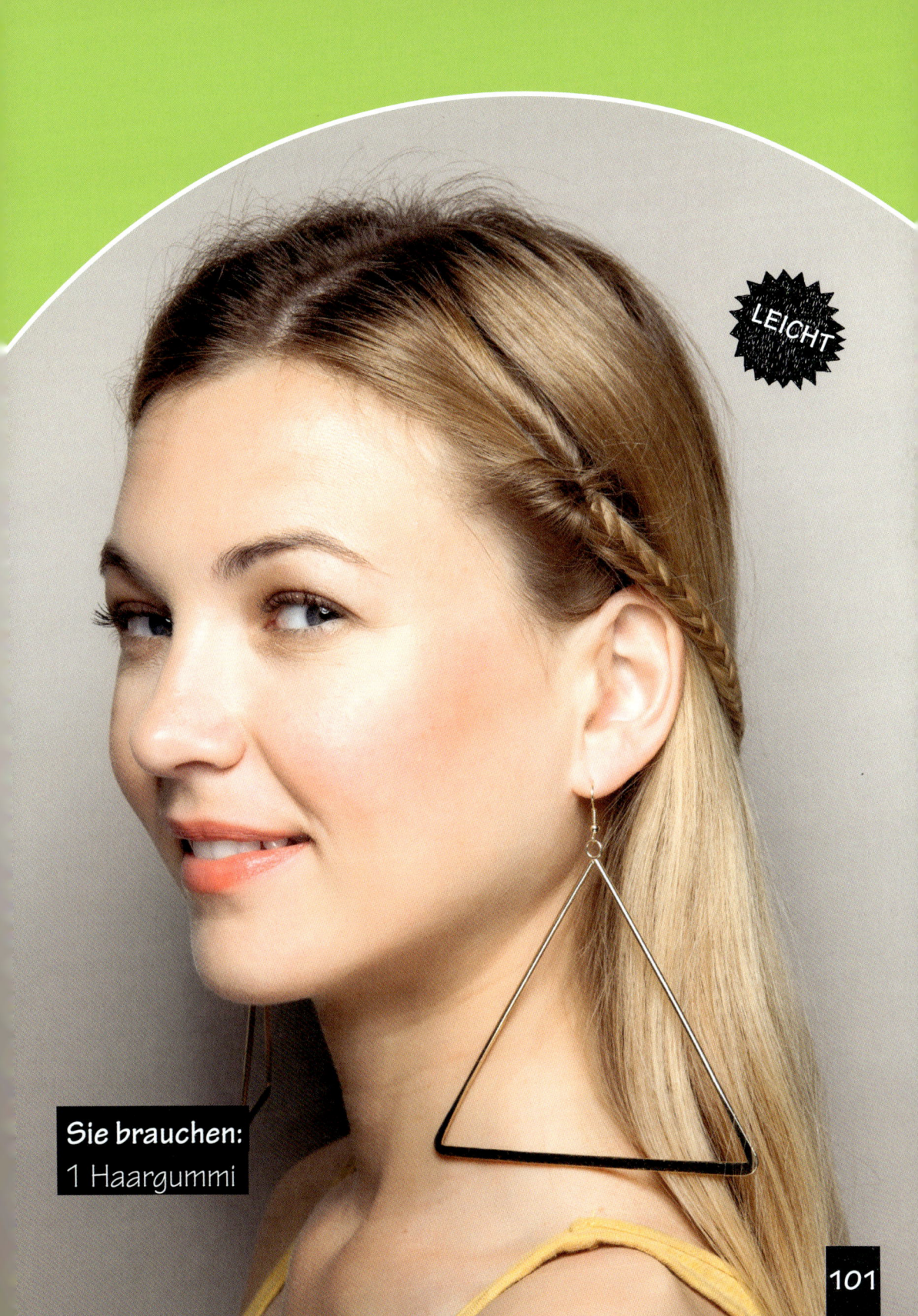

LEICHT

Sie brauchen:
1 Haargummi

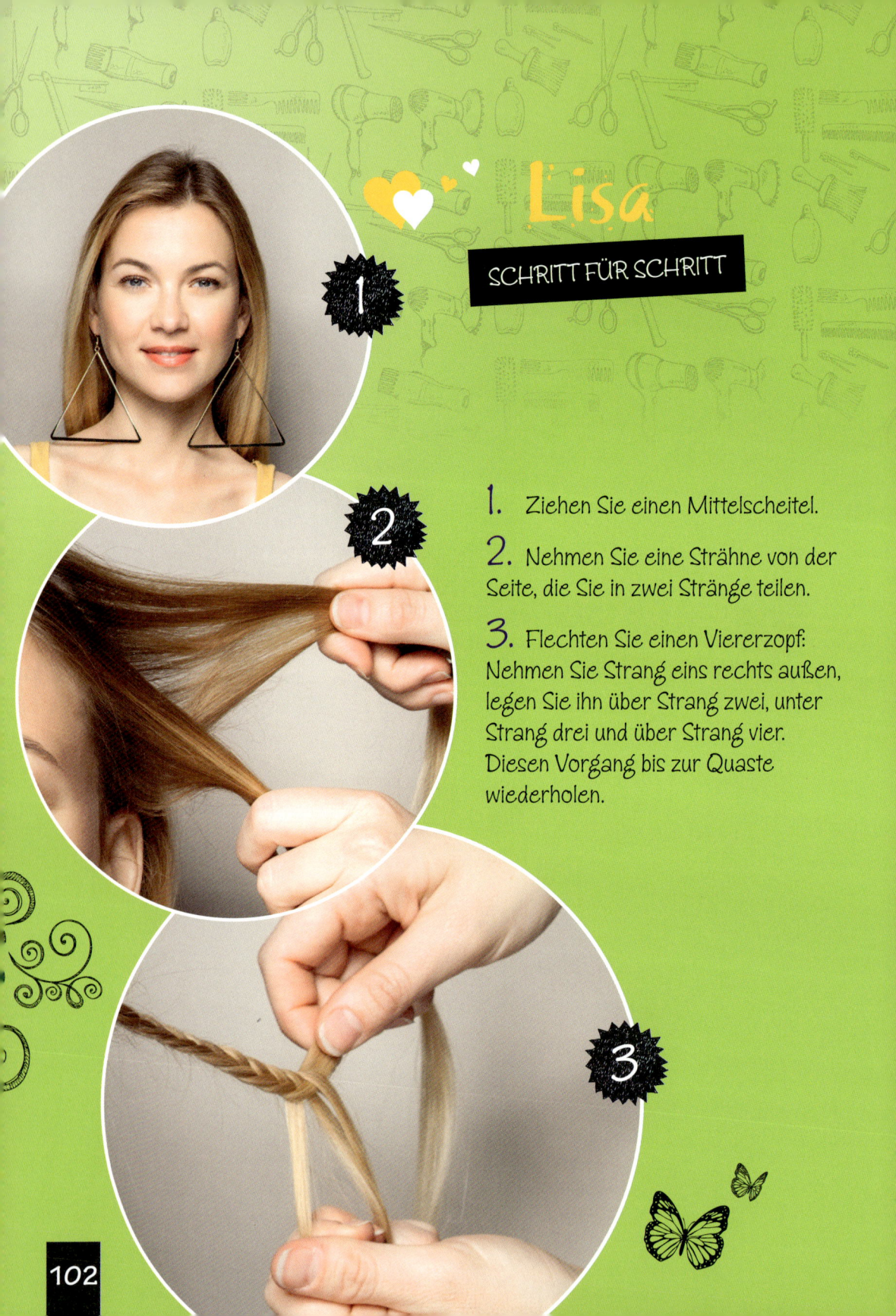

Lisa

1. Ziehen Sie einen Mittelscheitel.

2. Nehmen Sie eine Strähne von der Seite, die Sie in zwei Stränge teilen.

3. Flechten Sie einen Viererzopf: Nehmen Sie Strang eins rechts außen, legen Sie ihn über Strang zwei, unter Strang drei und über Strang vier. Diesen Vorgang bis zur Quaste wiederholen.

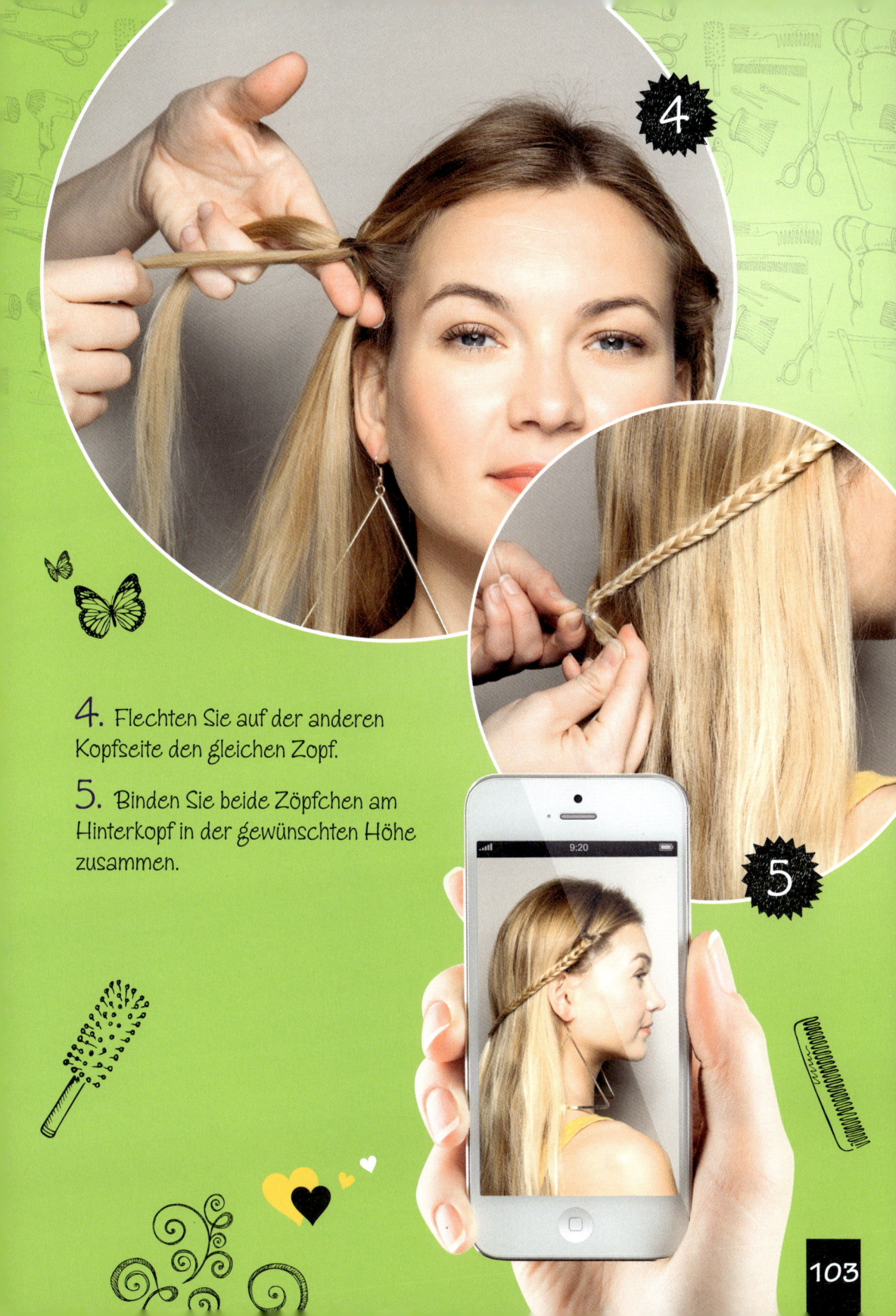

4. Flechten Sie auf der anderen Kopfseite den gleichen Zopf.

5. Binden Sie beide Zöpfchen am Hinterkopf in der gewünschten Höhe zusammen.

9:20

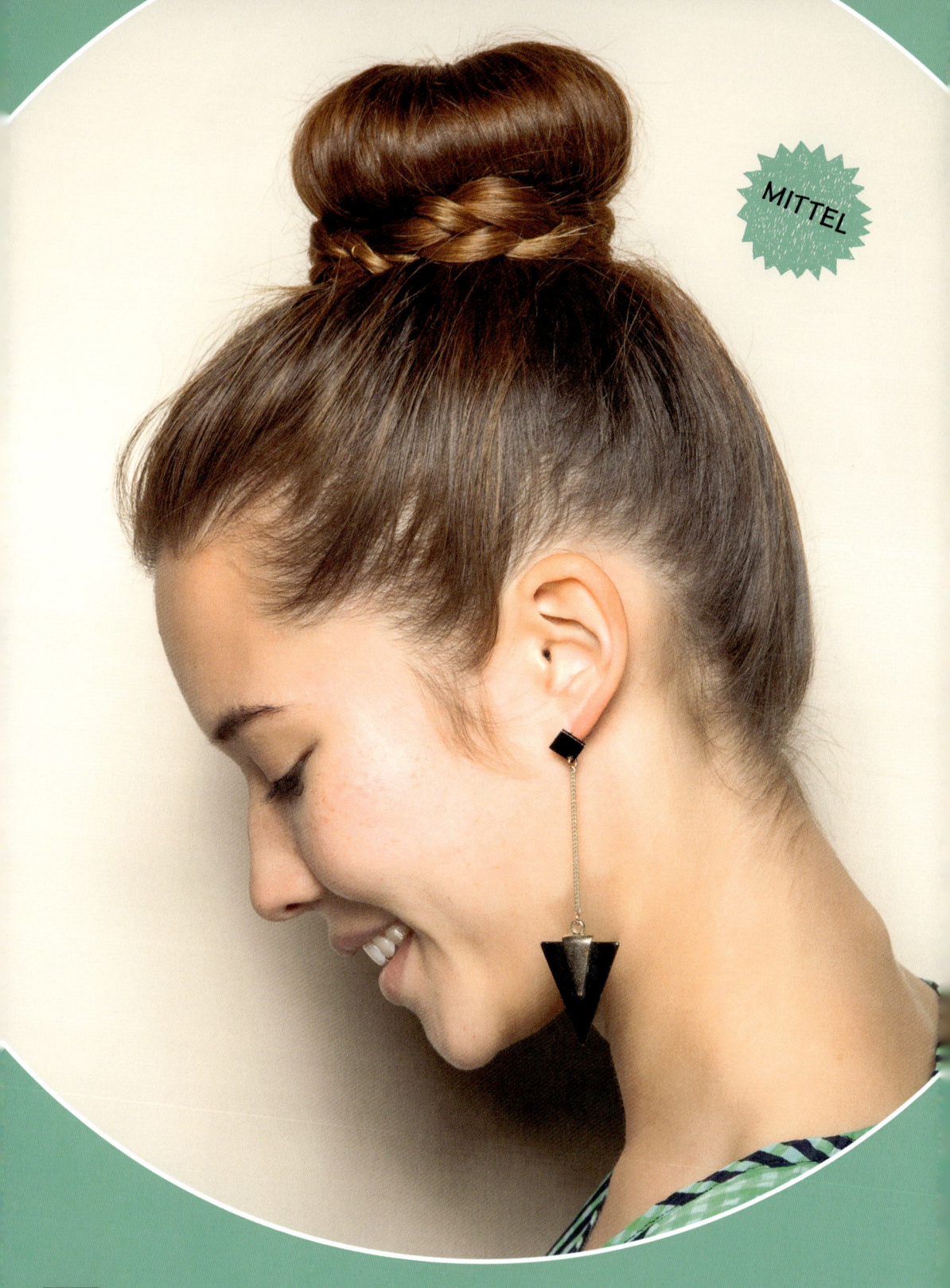

MITTEL

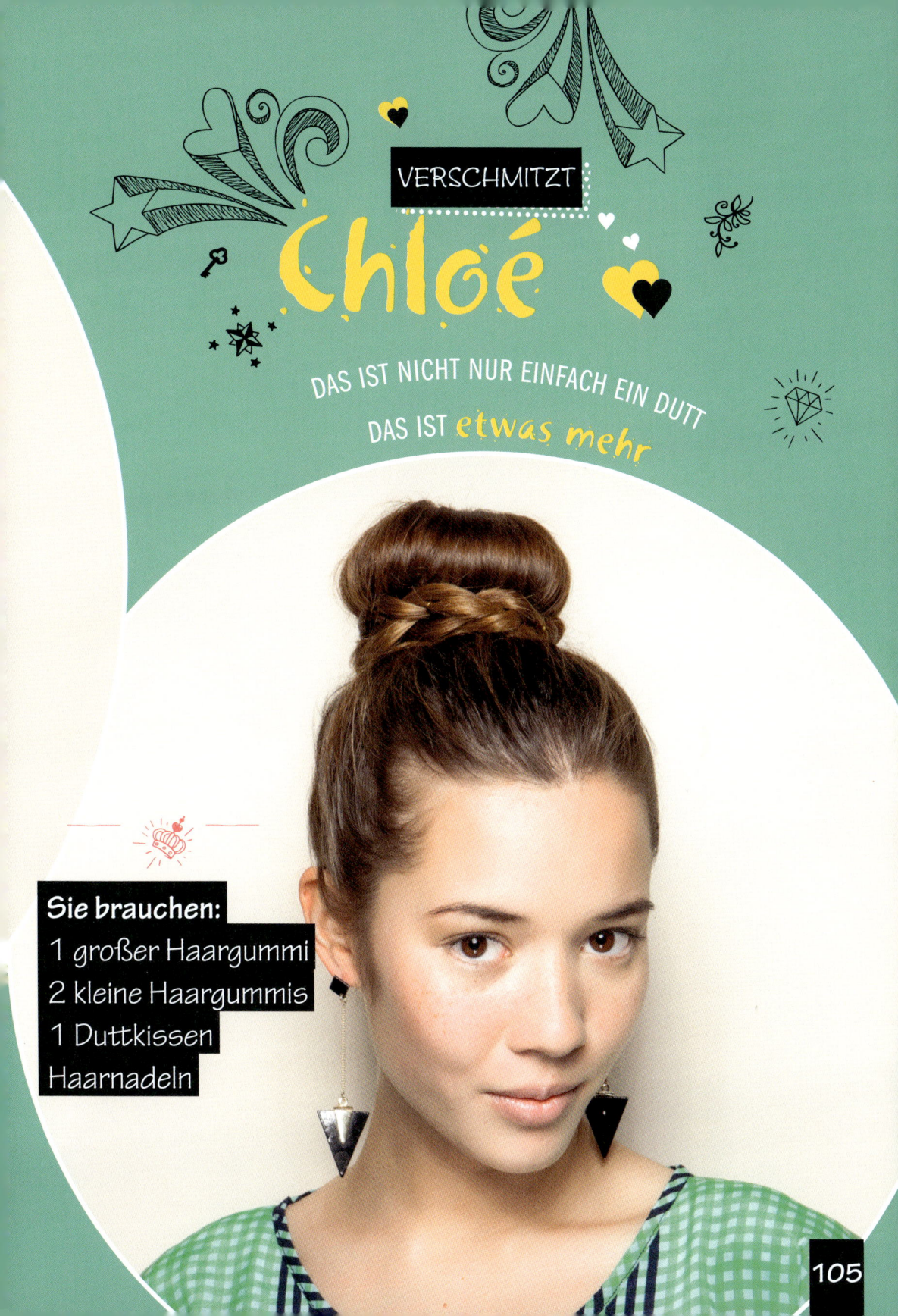

VERSCHMITZT

Chloé

DAS IST NICHT NUR EINFACH EIN DUTT

DAS IST *etwas mehr*

Sie brauchen:
1 großer Haargummi
2 kleine Haargummis
1 Duttkissen
Haarnadeln

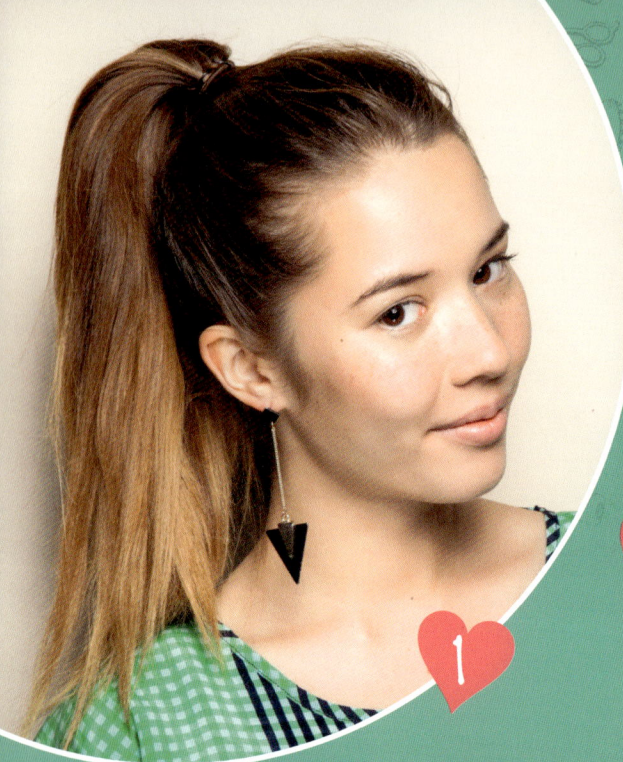

SCHRITT FÜR SCHRITT

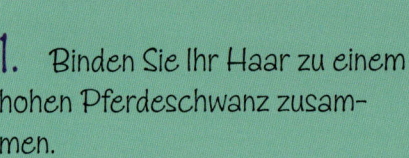

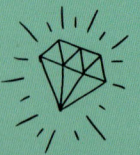

1. Binden Sie Ihr Haar zu einem hohen Pferdeschwanz zusammen.

2. Schieben Sie ein Duttkissen bis an den Haaransatz über den Schwanz.

3. Ziehen Sie das Duttkissen mit einem Gummi fest. Drapieren Sie das Haar gleichmäßig auf allen Seiten um das Kissen.

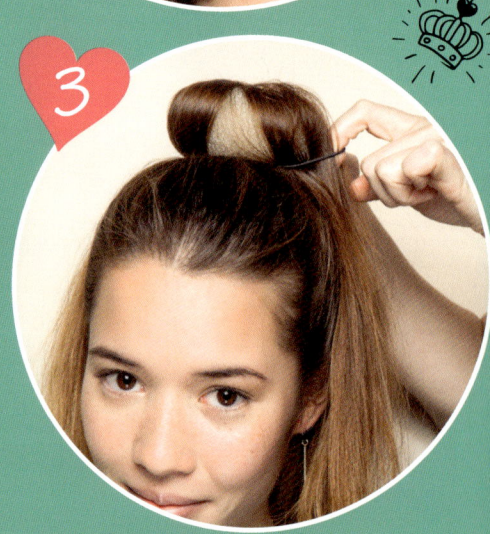

SWEET !

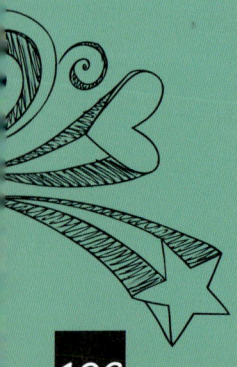

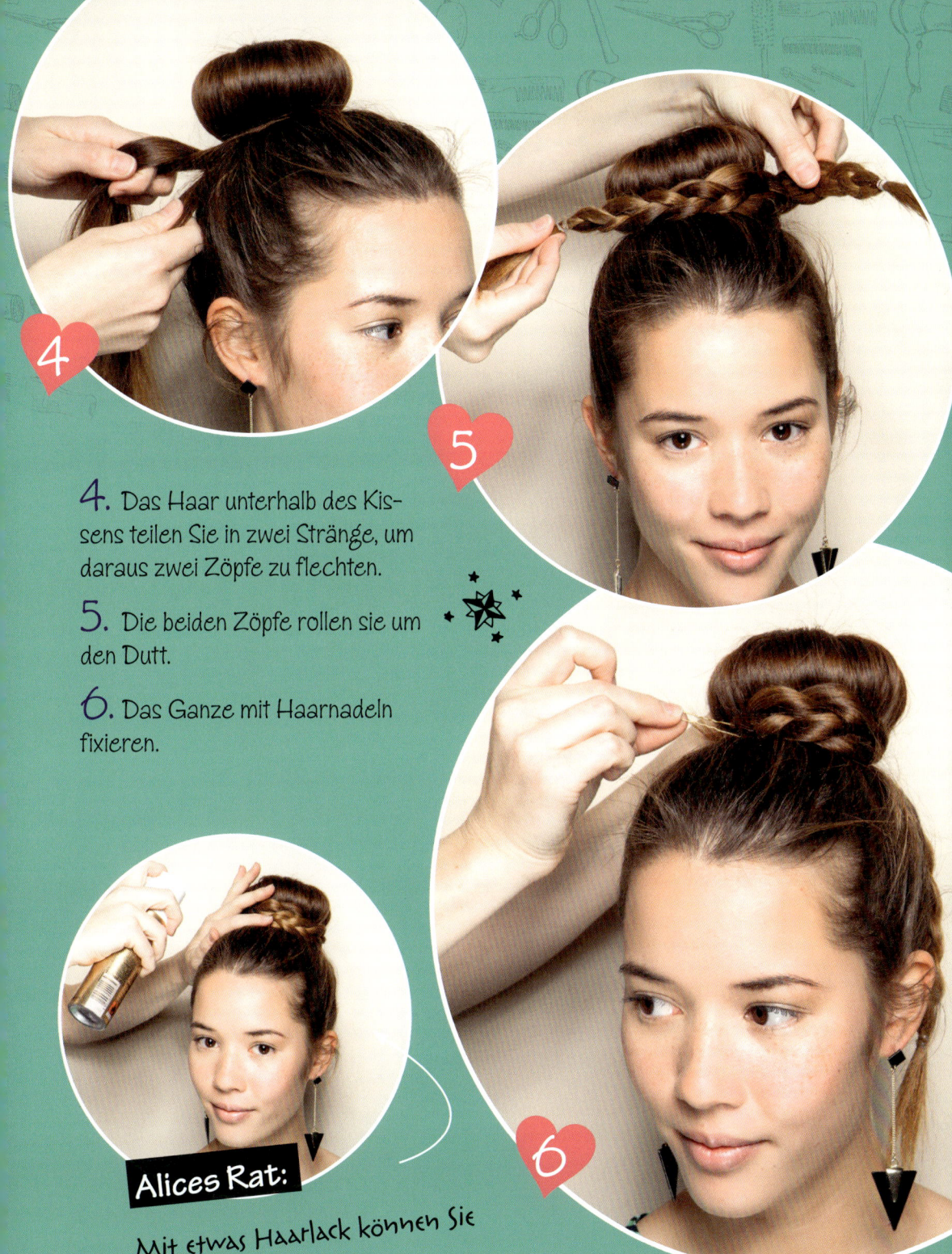

4. Das Haar unterhalb des Kissens teilen Sie in zwei Stränge, um daraus zwei Zöpfe zu flechten.

5. Die beiden Zöpfe rollen sie um den Dutt.

6. Das Ganze mit Haarnadeln fixieren.

Alices Rat:

Mit etwas Haarlack können Sie Ihre Frisur glätten.

ROMANTISCH SCHICK

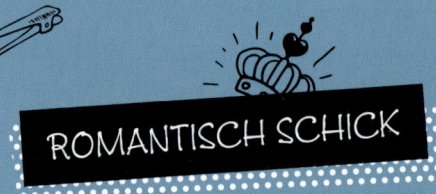

Géraldine

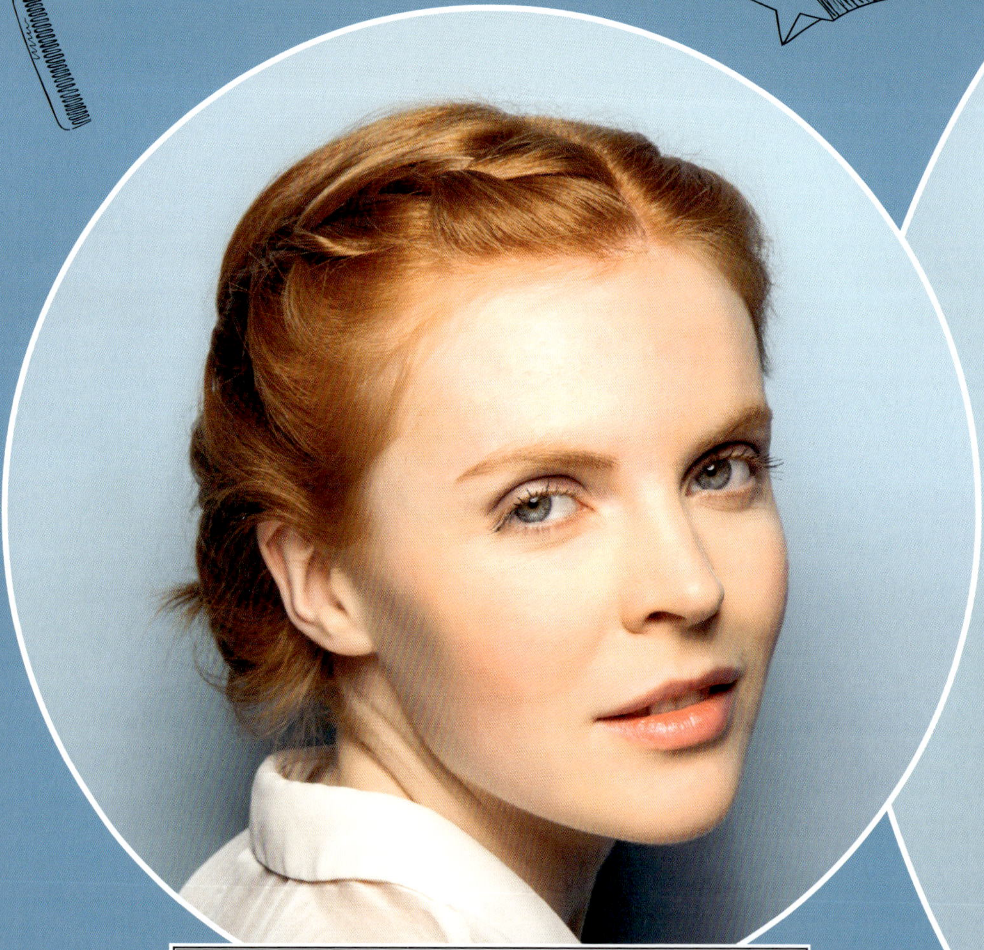

-Jane Austen -
HÄTTE SIE UM DIESE FRISUR BENEIDET

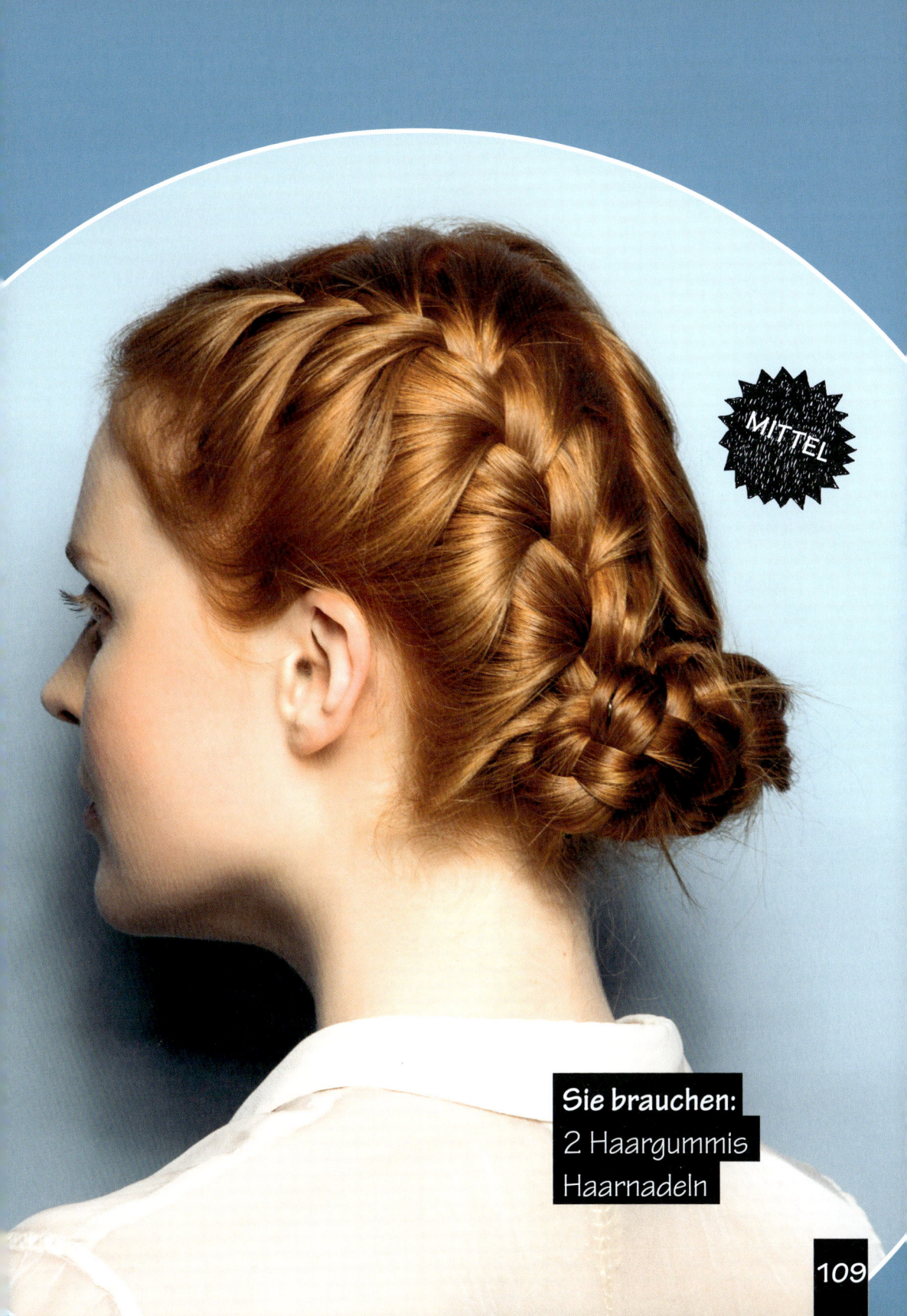

Sie brauchen:

2 Haargummis
Haarnadeln

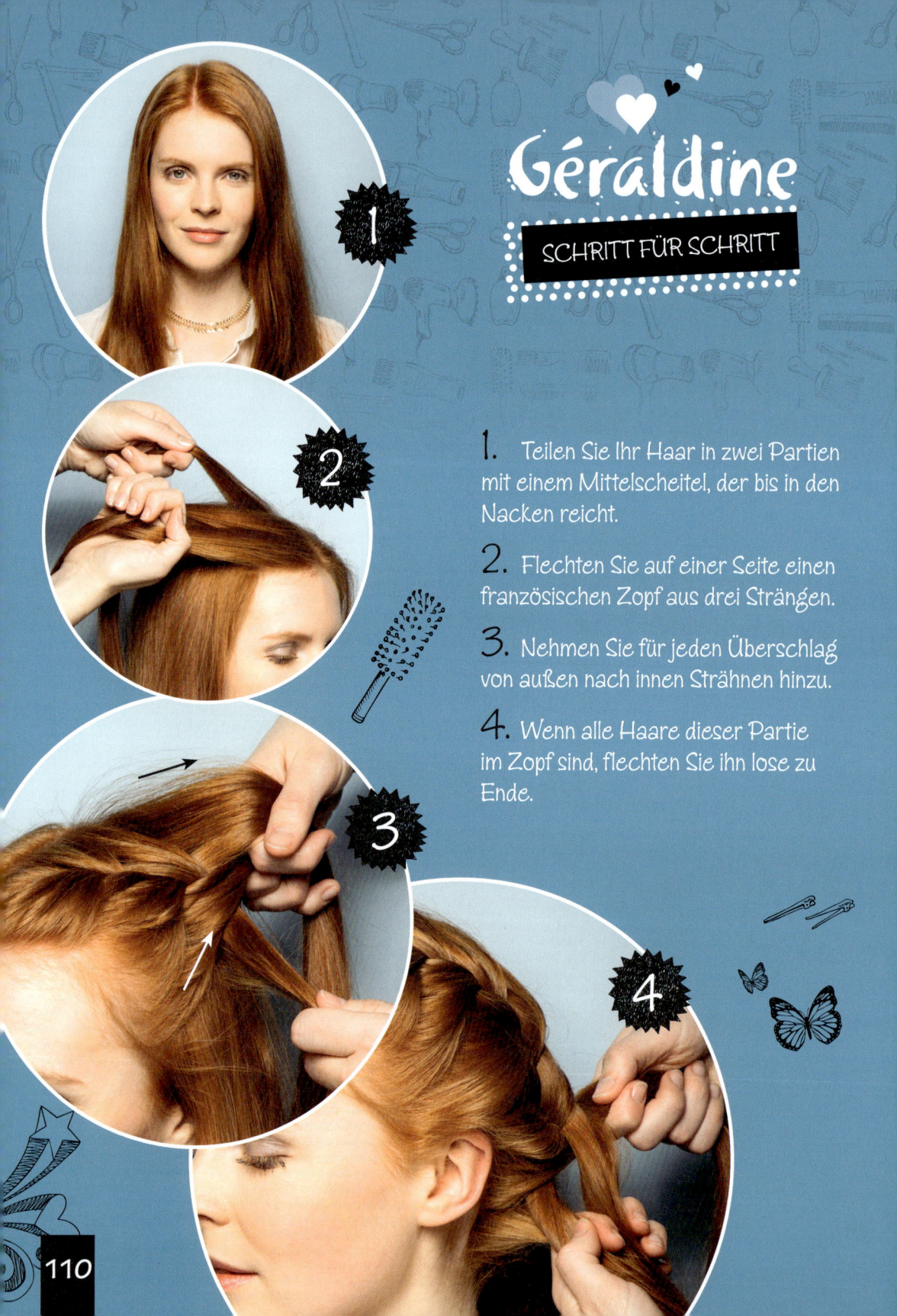

Géraldine

1. Teilen Sie Ihr Haar in zwei Partien mit einem Mittelscheitel, der bis in den Nacken reicht.

2. Flechten Sie auf einer Seite einen französischen Zopf aus drei Strängen.

3. Nehmen Sie für jeden Überschlag von außen nach innen Strähnen hinzu.

4. Wenn alle Haare dieser Partie im Zopf sind, flechten Sie ihn lose zu Ende.

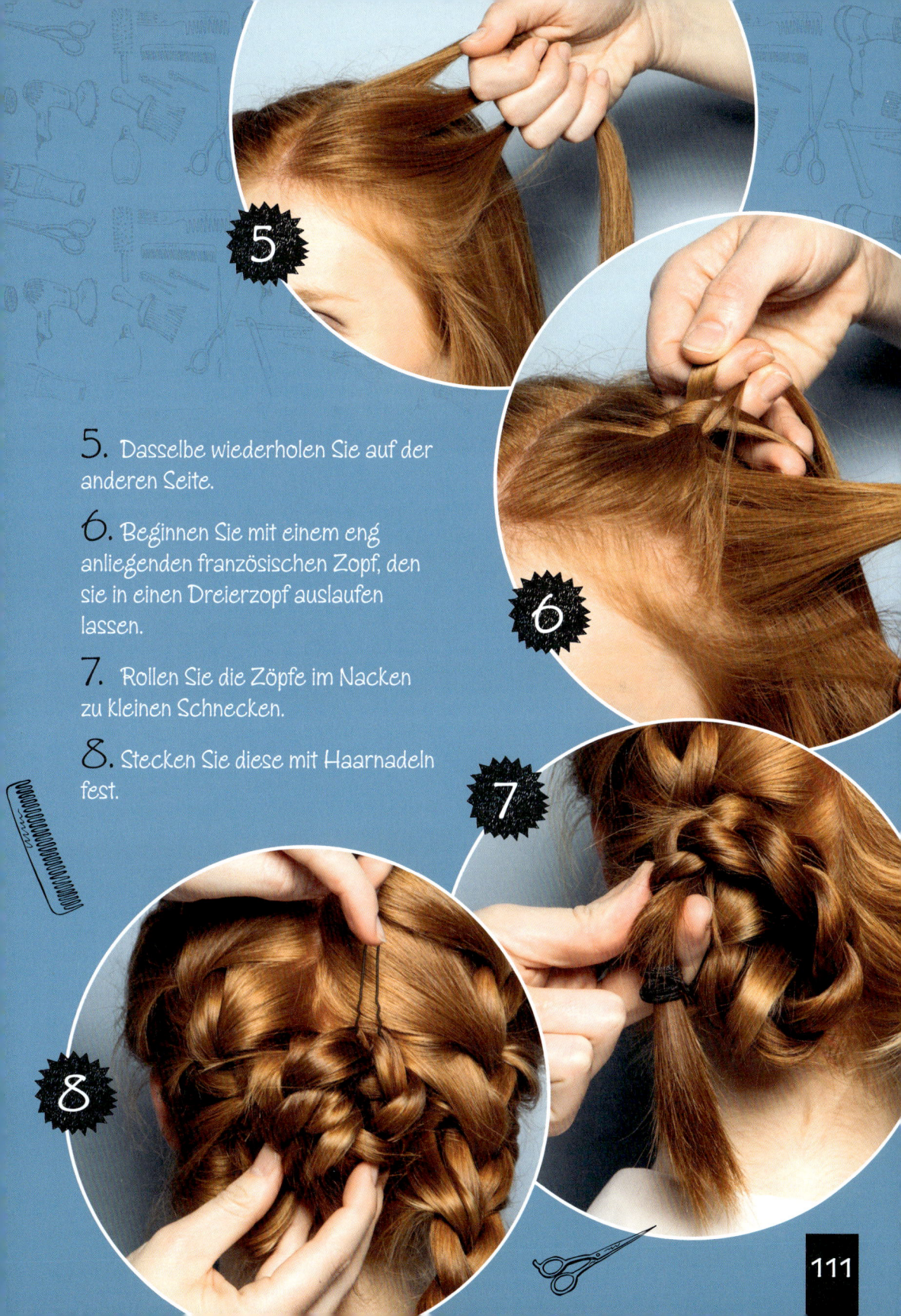

5. Dasselbe wiederholen Sie auf der anderen Seite.

6. Beginnen Sie mit einem eng anliegenden französischen Zopf, den sie in einen Dreierzopf auslaufen lassen.

7. Rollen Sie die Zöpfe im Nacken zu kleinen Schnecken.

8. Stecken Sie diese mit Haarnadeln fest.

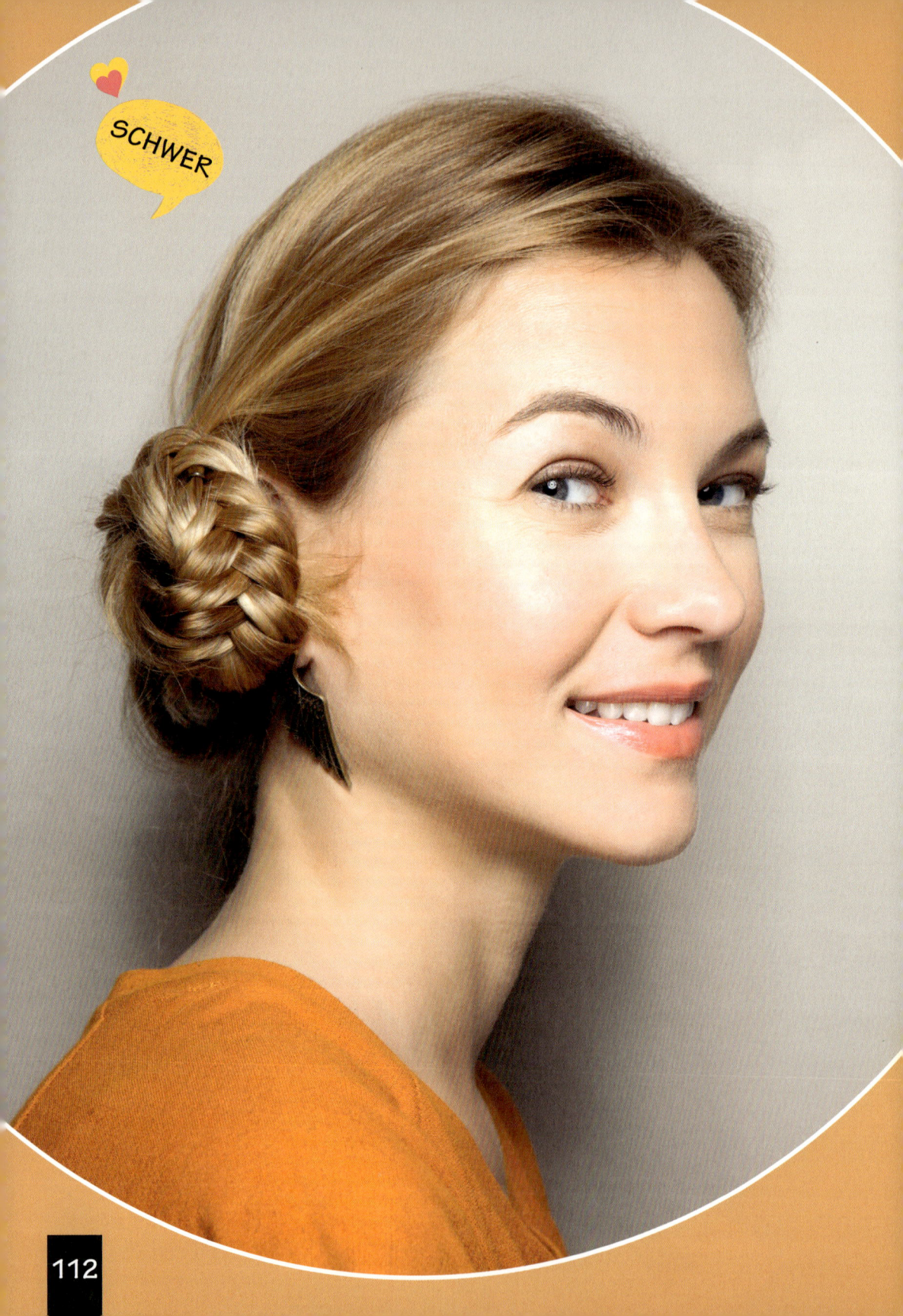

SCHWER

STADTSIRENE

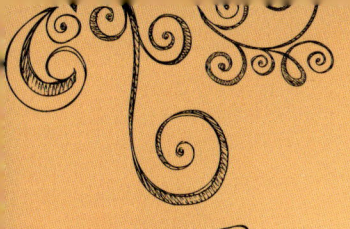

Emilie

BEWÄLTIGEN SIE EINE ozeanische Frisur

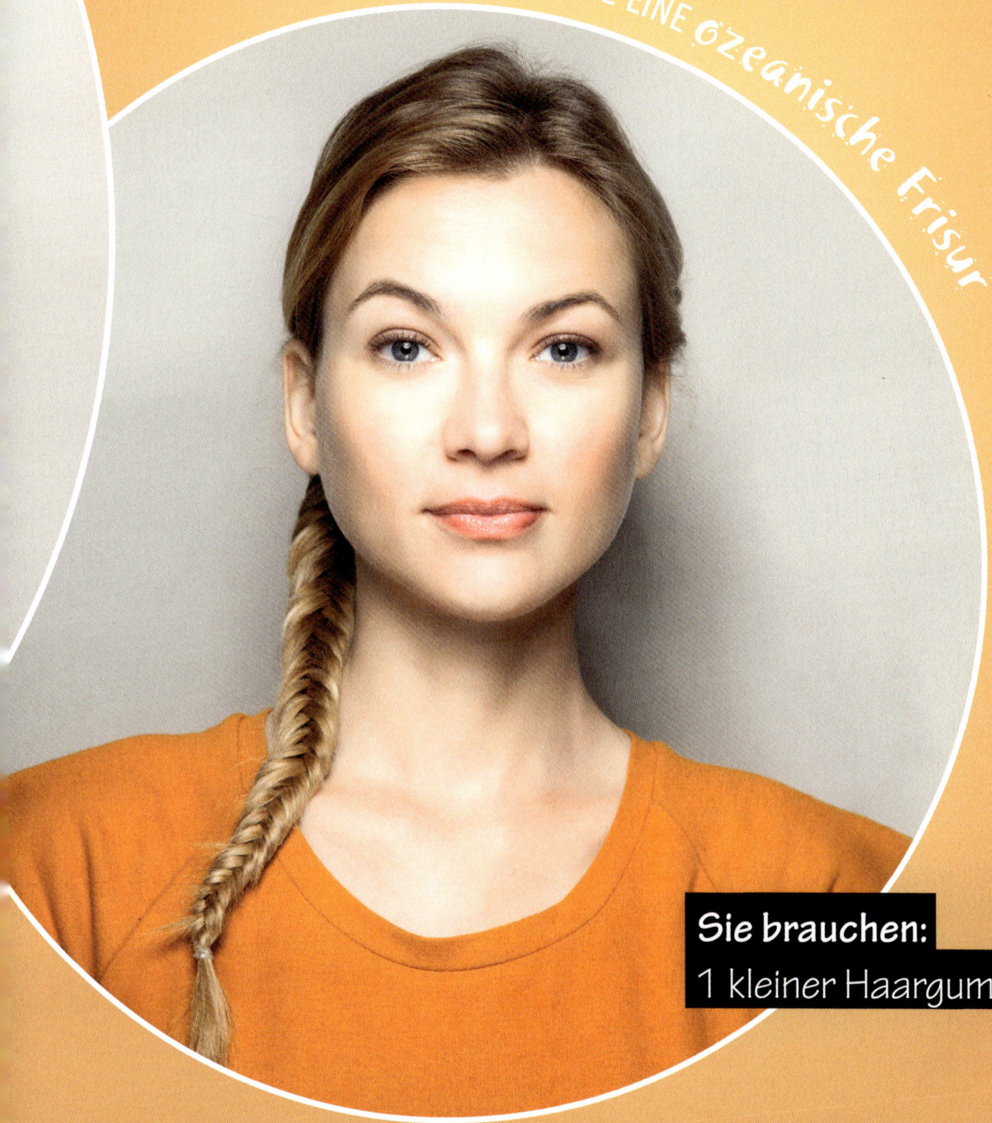

Sie brauchen:
1 kleiner Haargummi

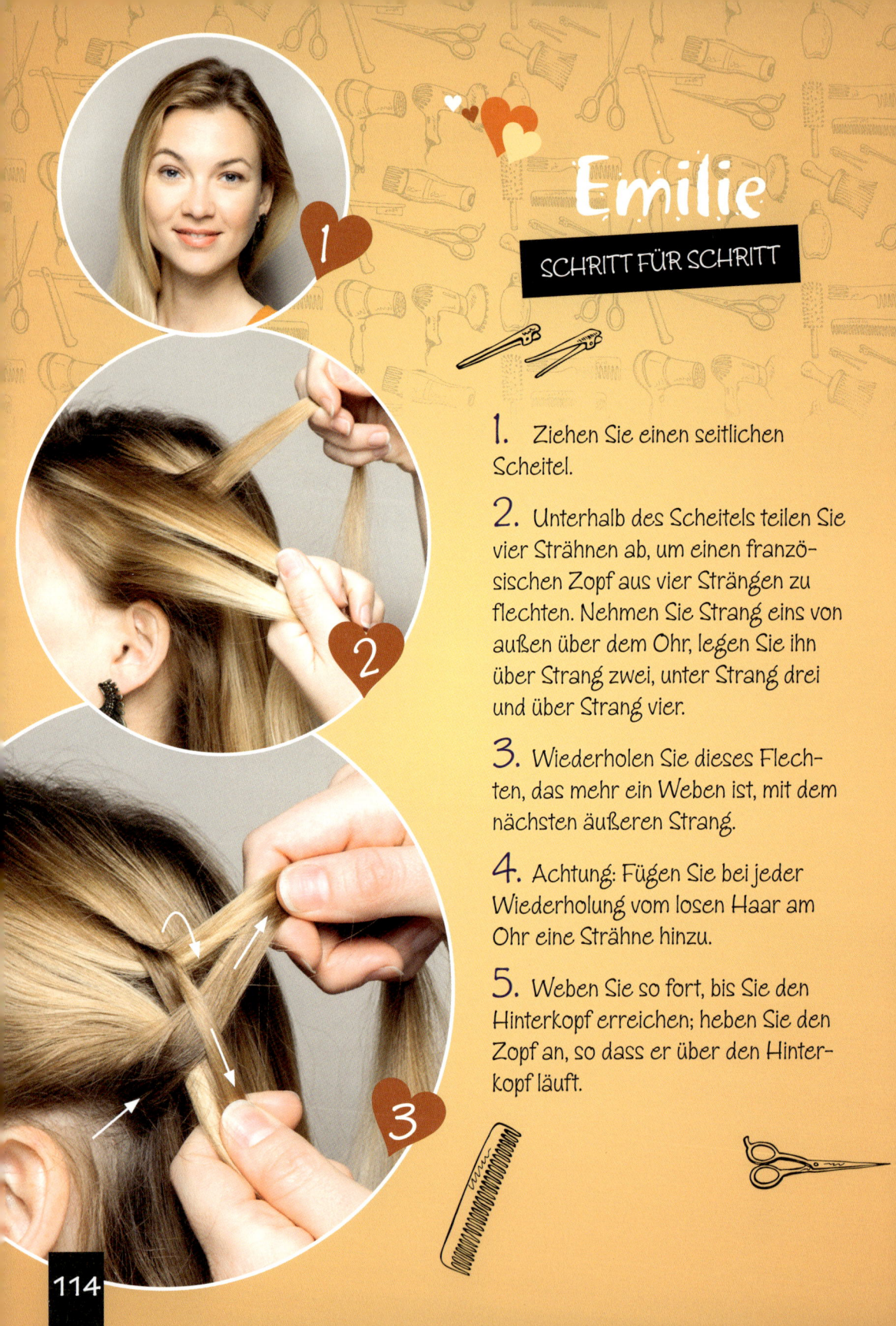

Emilie

1. Ziehen Sie einen seitlichen Scheitel.

2. Unterhalb des Scheitels teilen Sie vier Strähnen ab, um einen französischen Zopf aus vier Strängen zu flechten. Nehmen Sie Strang eins von außen über dem Ohr, legen Sie ihn über Strang zwei, unter Strang drei und über Strang vier.

3. Wiederholen Sie dieses Flechten, das mehr ein Weben ist, mit dem nächsten äußeren Strang.

4. Achtung: Fügen Sie bei jeder Wiederholung vom losen Haar am Ohr eine Strähne hinzu.

5. Weben Sie so fort, bis Sie den Hinterkopf erreichen; heben Sie den Zopf an, so dass er über den Hinterkopf läuft.

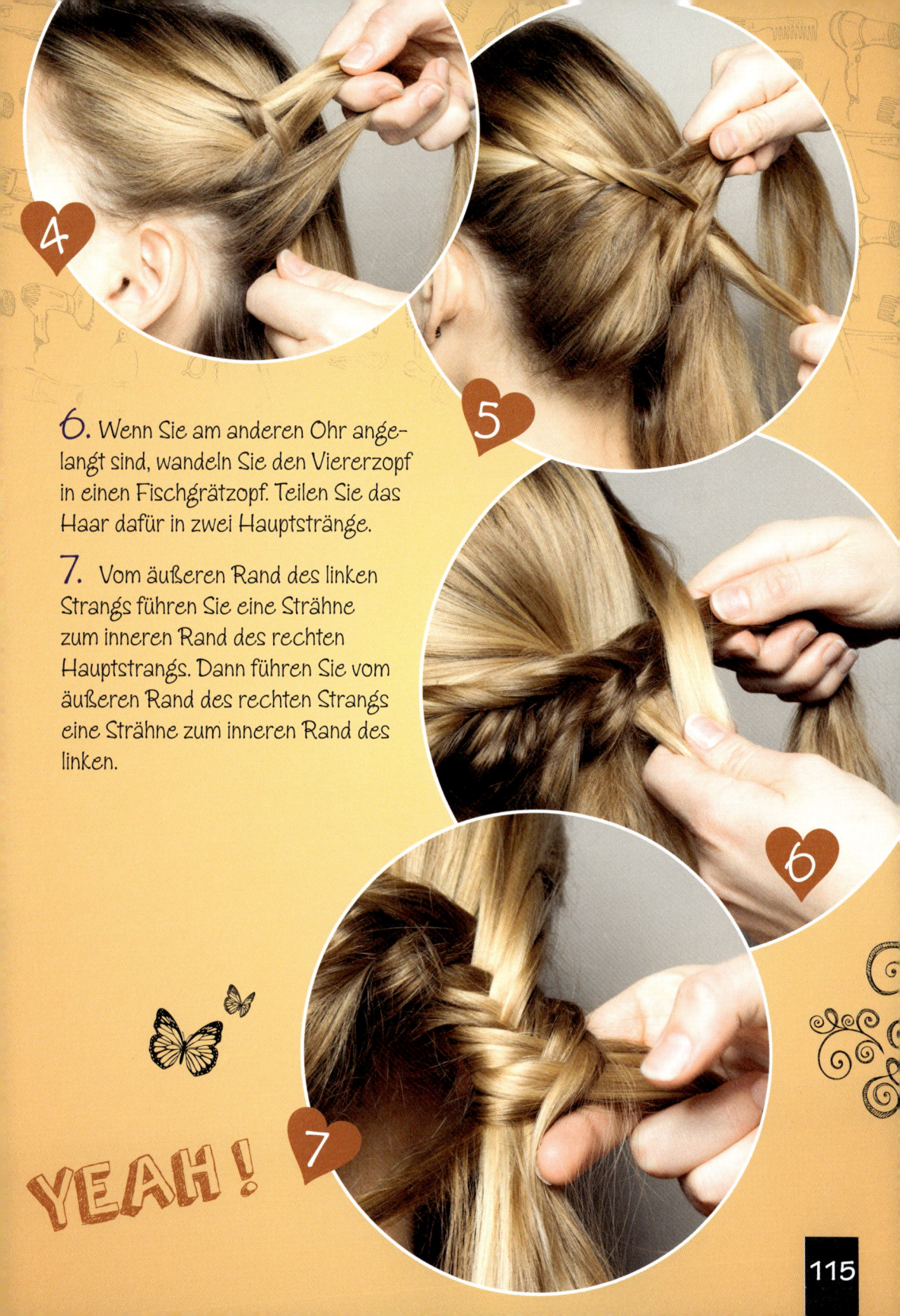

6. Wenn Sie am anderen Ohr angelangt sind, wandeln Sie den Viererzopf in einen Fischgrätzopf. Teilen Sie das Haar dafür in zwei Hauptstränge.

7. Vom äußeren Rand des linken Strangs führen Sie eine Strähne zum inneren Rand des rechten Hauptstrangs. Dann führen Sie vom äußeren Rand des rechten Strangs eine Strähne zum inneren Rand des linken.

YEAH!

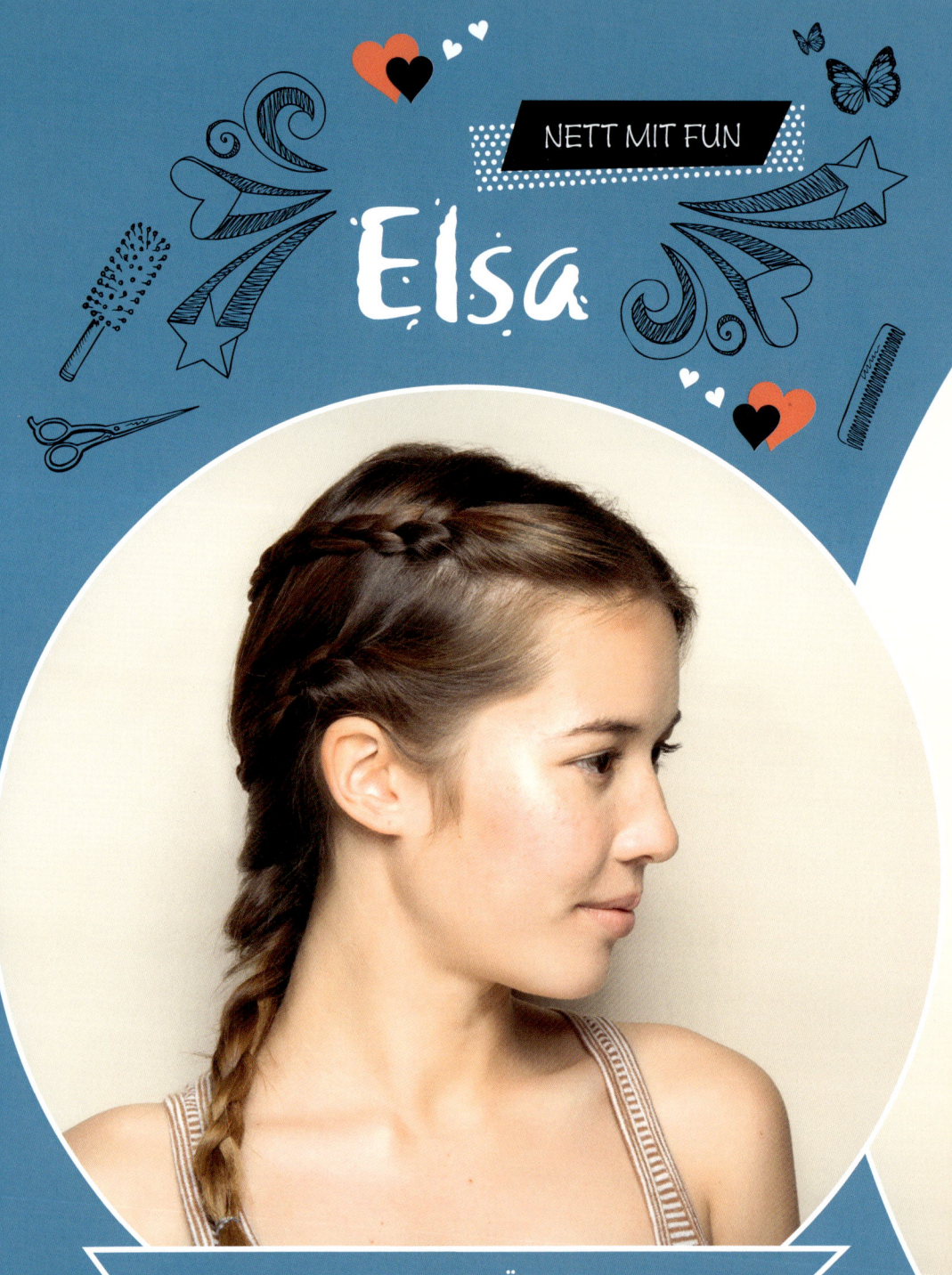

Elsa

EIN MIX AUS ZÖPFEN
zum Amüsieren und als Übung

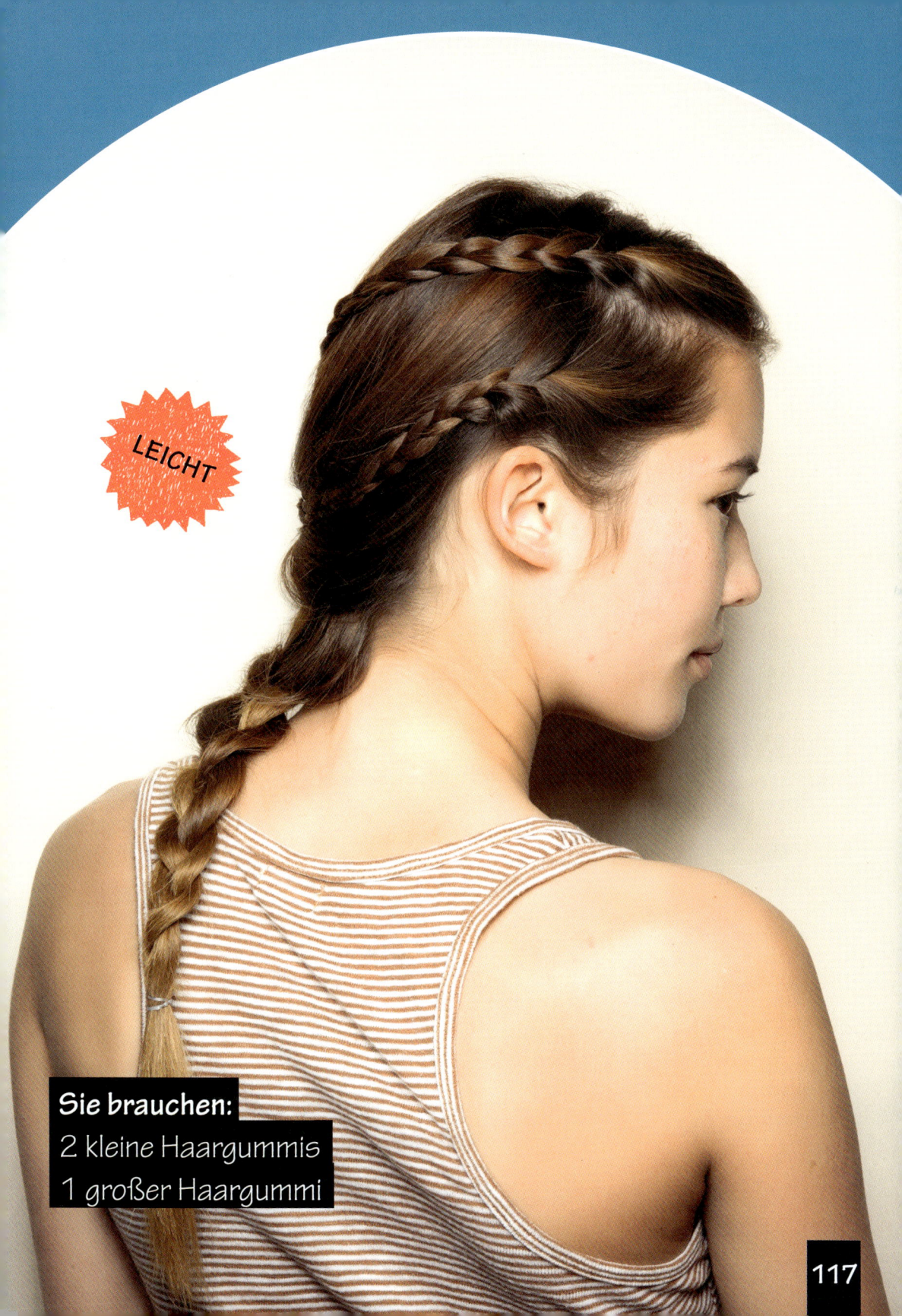

LEICHT

Sie brauchen:
2 kleine Haargummis
1 großer Haargummi

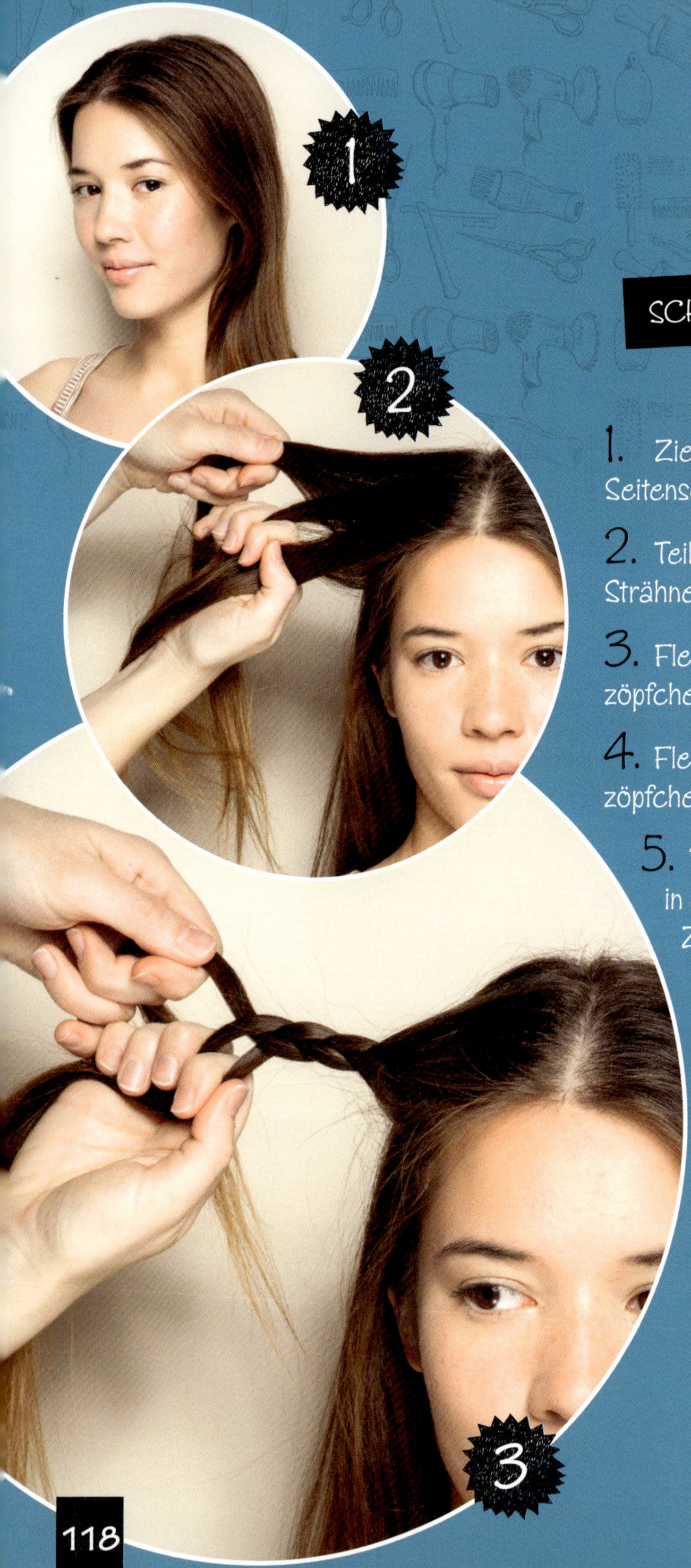

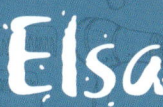

Elsa

SCHRITT FÜR SCHRITT

1. Ziehen Sie einen Mittel- oder Seitenscheitel, je nach Wunsch.

2. Teilen Sie am Oberkopf eine Strähne für drei Zopfstränge ab.

3. Flechten Sie daraus ein Dreierzöpfchen. Mit einem Gummi abbinden.

4. Flechten Sie ein zweites Dreierzöpfchen genau unter dem ersten.

5. Teilen Sie die restlichen Haare in drei Stränge. Nehmen Sie die Zöpfchen dazu.

6. Flechten Sie nun alles zu einem dicken Dreierzopf, gut anziehen dabei. Mit einem Haargummi zusammenbinden.

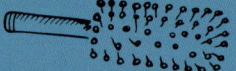

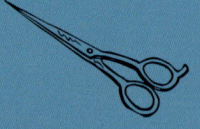

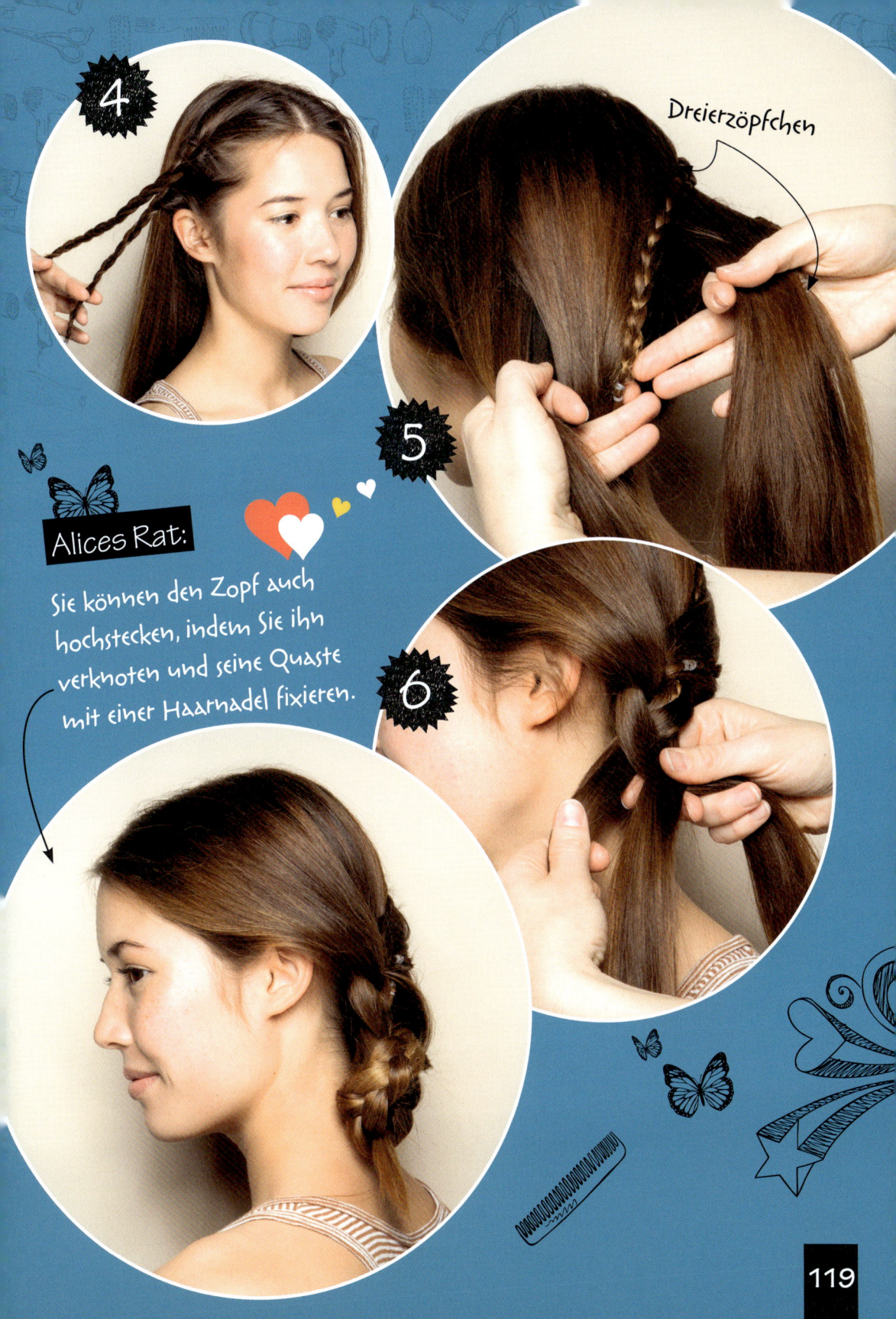

4

Dreierzöpfchen

5

6

Alices Rat:

Sie können den Zopf auch hochstecken, indem Sie ihn verknoten und seine Quaste mit einer Haarnadel fixieren.

119

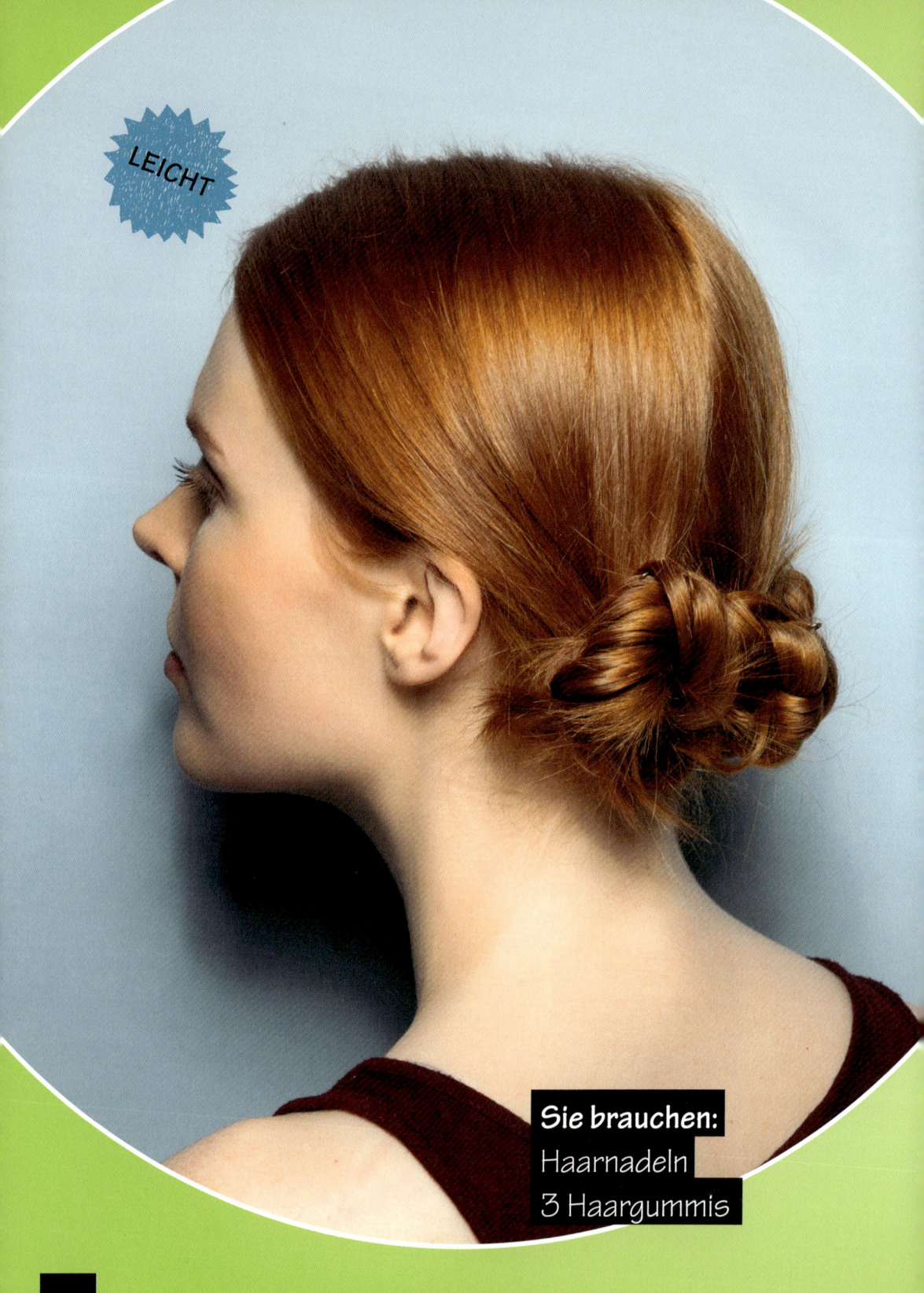

LEICHT

Sie brauchen:
Haarnadeln
3 Haargummis

SCHÖNER SCHELM

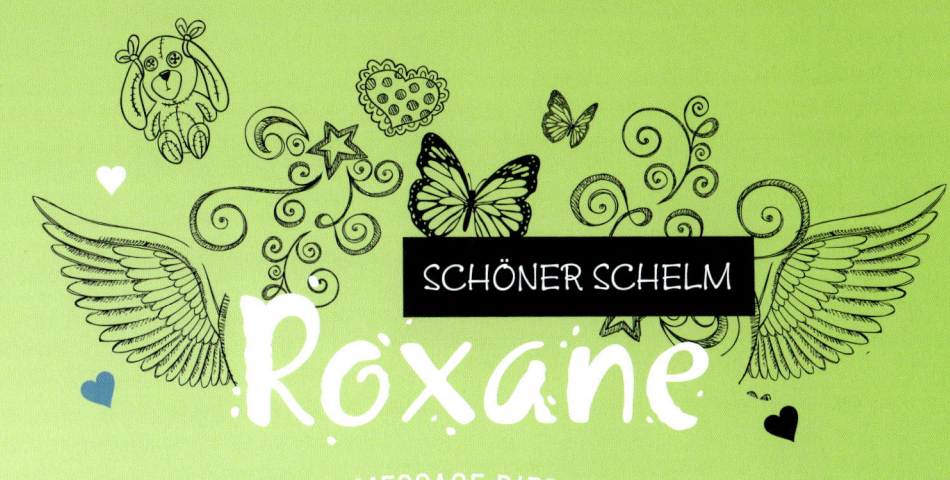

Roxane

DIE MESSAGE DIESER FRISUR?

Kluges, junges Mädel!

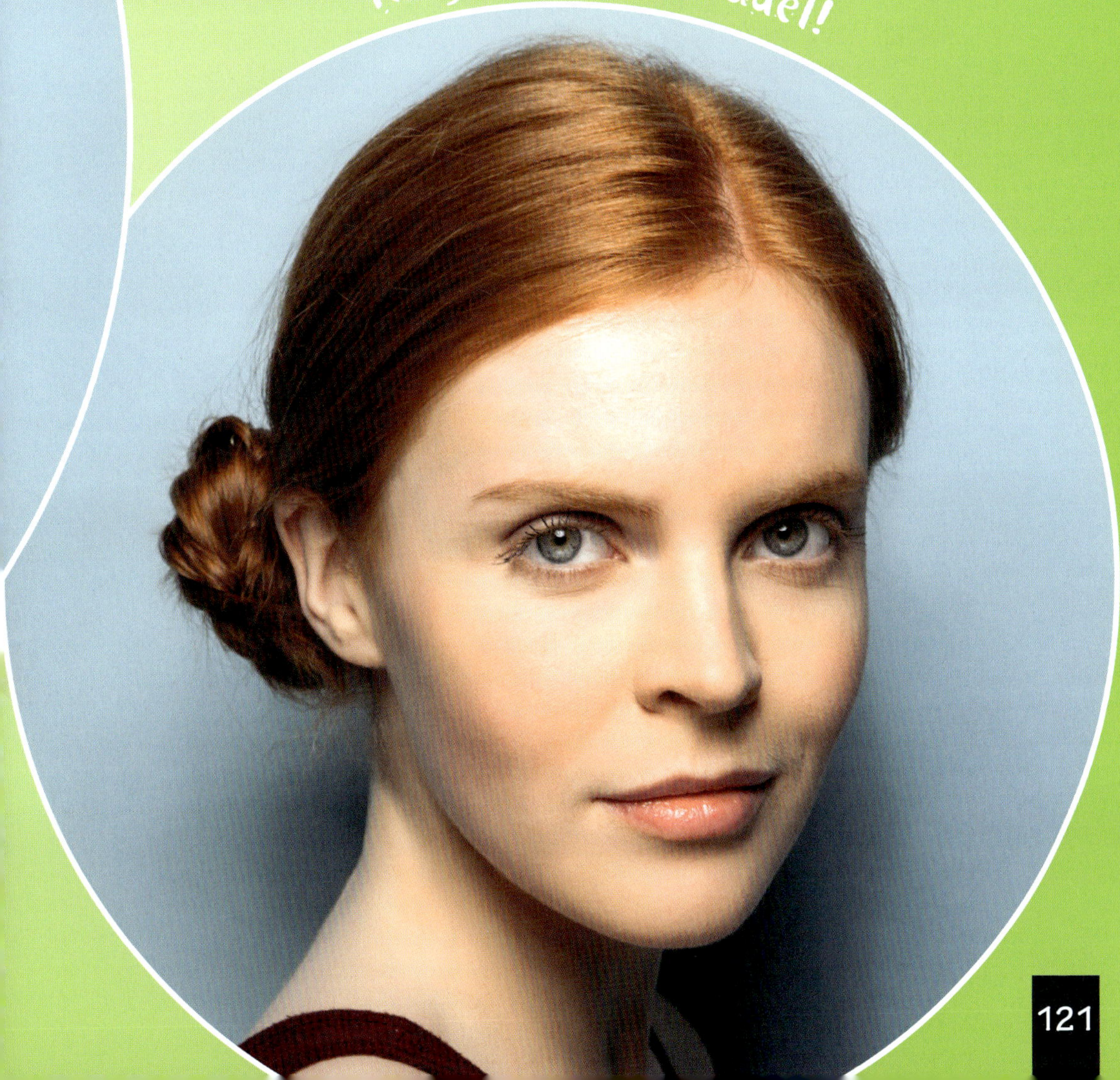

Roxane

SCHRITT FÜR SCHRITT

1

2

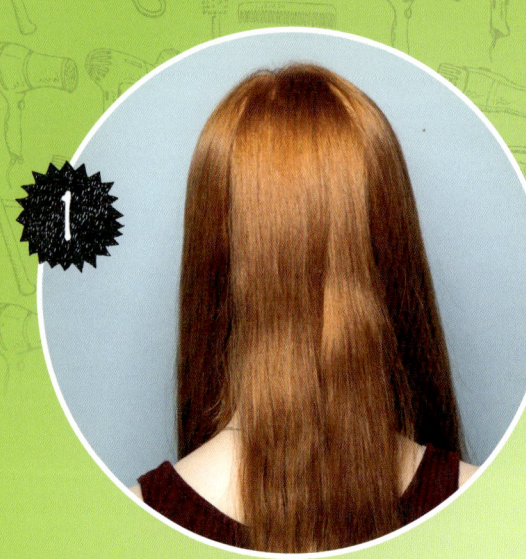

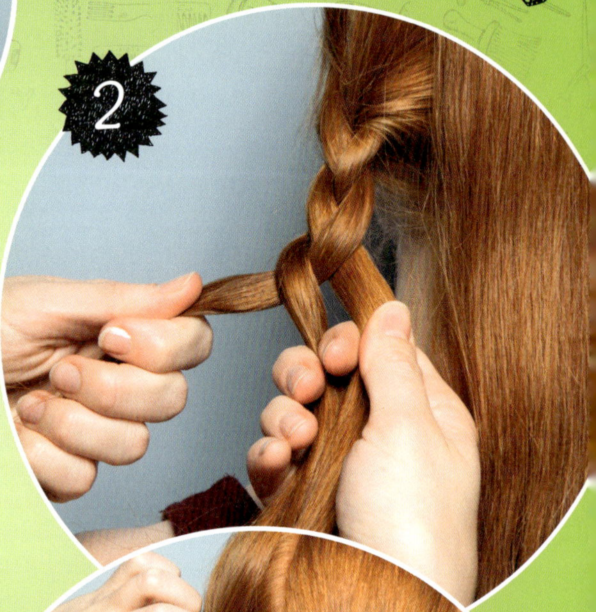

1. Teilen Sie Ihr Haar in drei gleiche Partien.

2. Flechten Sie aus jeder Partie auf ganzer Länge einen Dreierzopf.

3. Rollen Sie jeden Zopf um sich selbst nach oben.

4. Stecken Sie die entstehenden Knoten mit Haarnadeln fest.

3

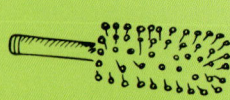

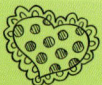

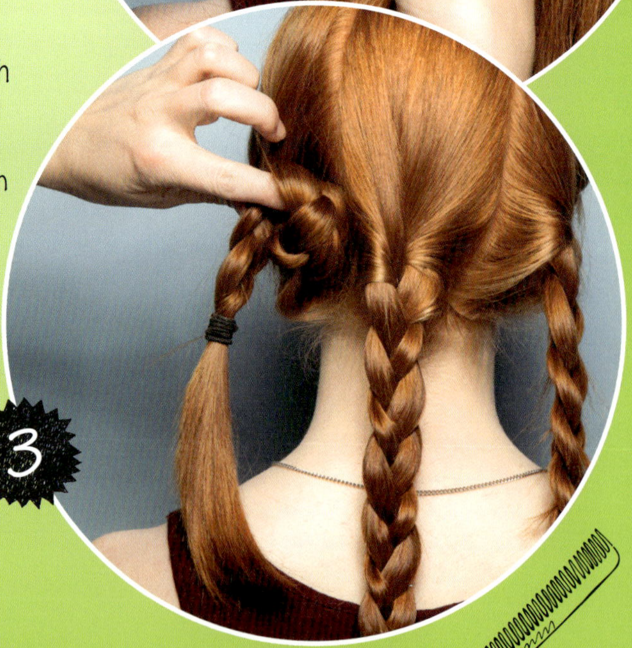

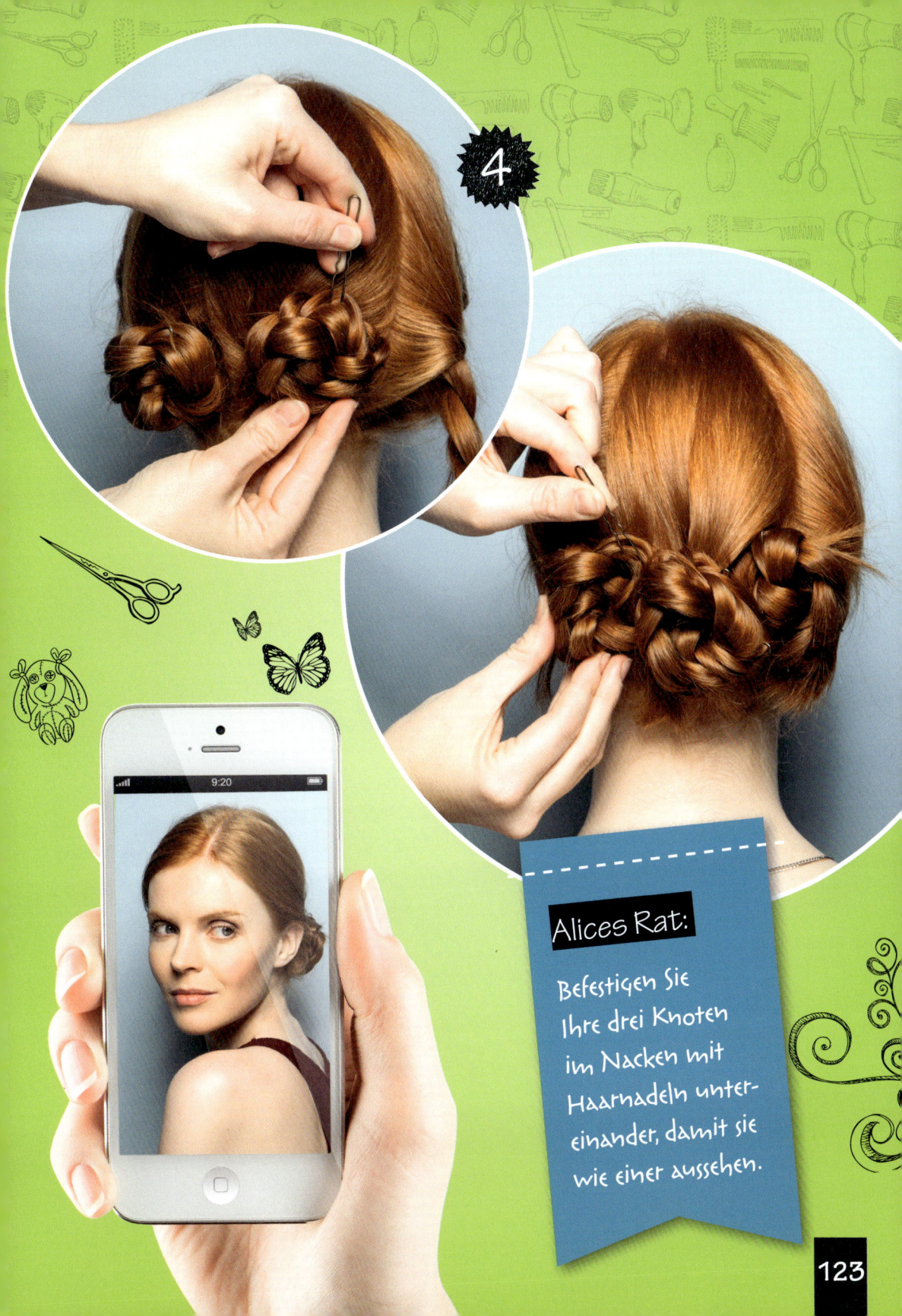

4

Alices Rat:

Befestigen Sie
Ihre drei Knoten
im Nacken mit
Haarnadeln unter-
einander, damit sie
wie einer aussehen.

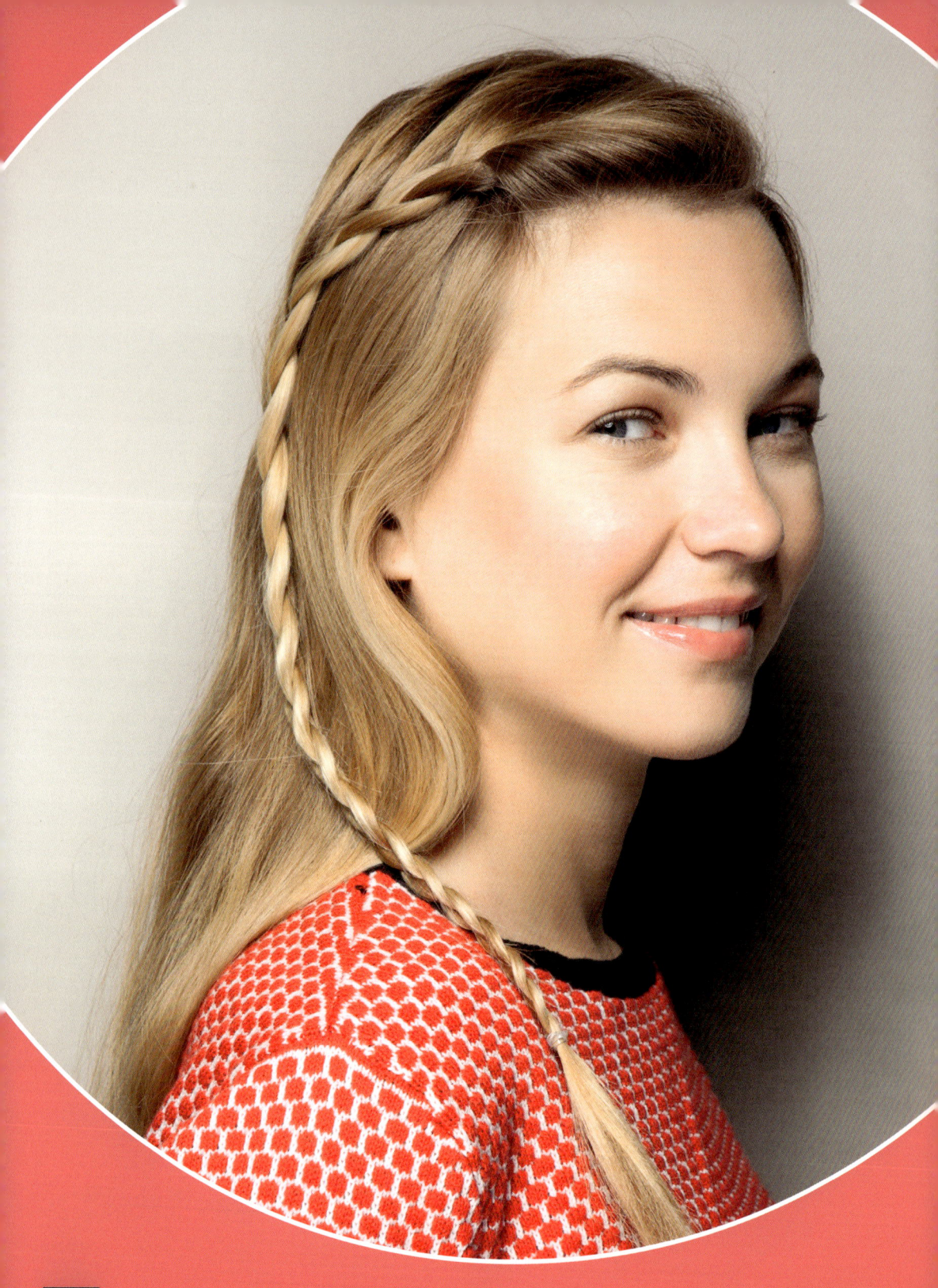

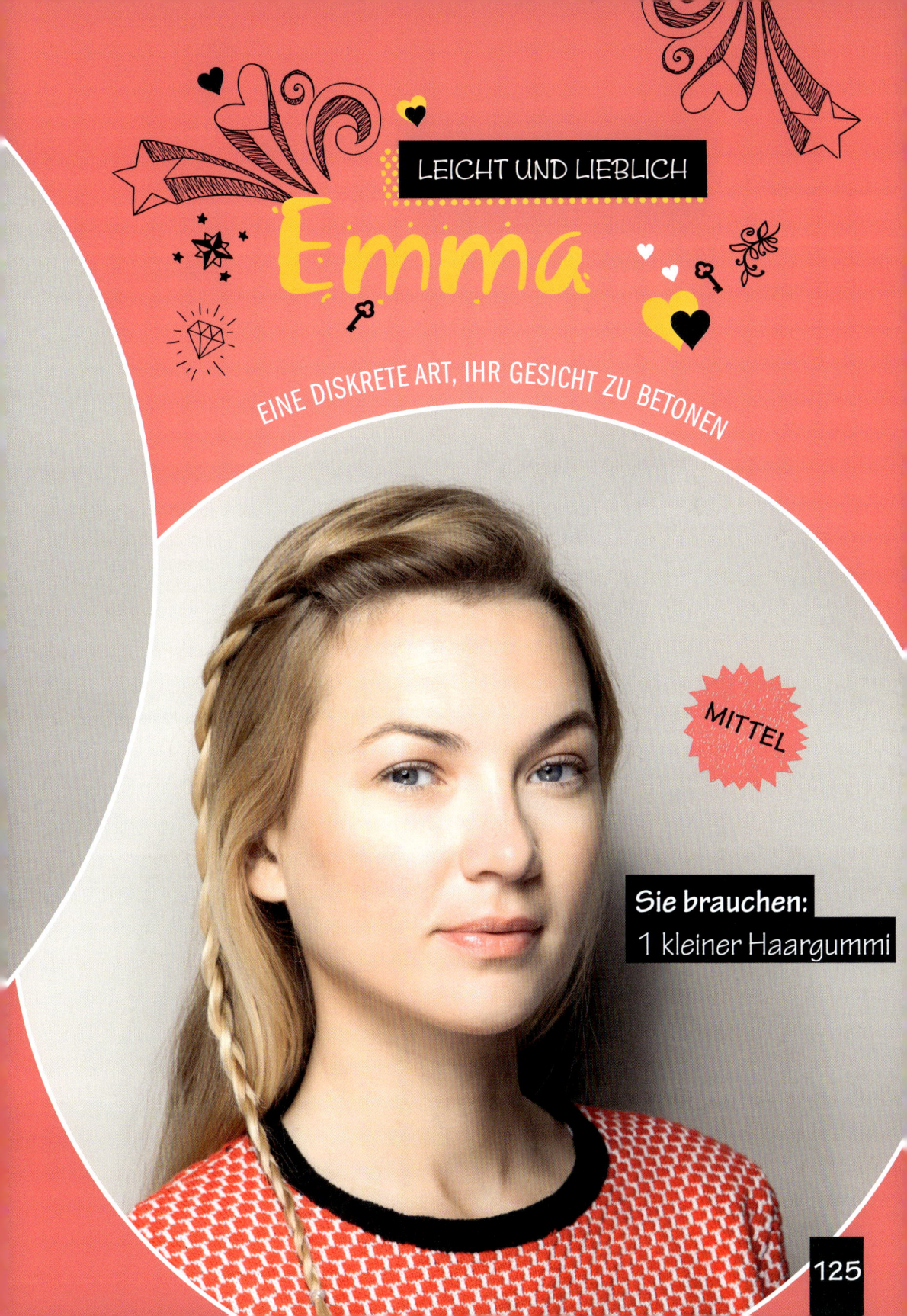

Emma

EINE DISKRETE ART, IHR GESICHT ZU BETONEN

MITTEL

Sie brauchen:
1 kleiner Haargummi

Emma

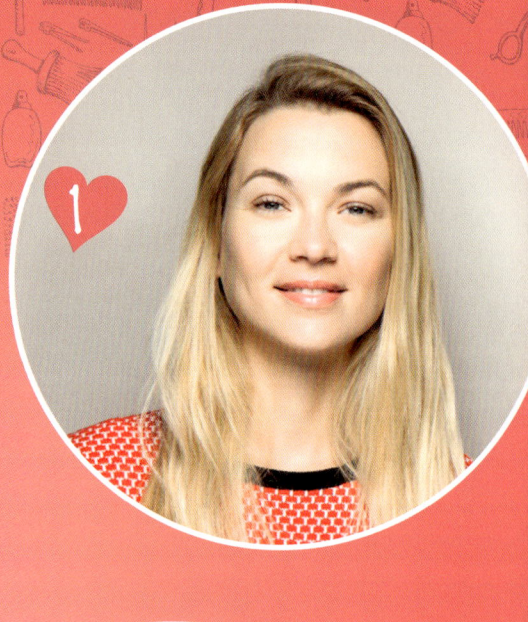

1. Ziehen Sie einen Seitenscheitel.

2. Beginnen Sie auf der volleren Seite einen französischen Zopf aus drei Strängen. Nehmen Sie vom Hinterkopf jeweils eine Strähne hinzu.

3. Hinter dem Ohr flechten Sie den Zopf als einfachen Zopf weiter.

4. Binden Sie ihn mit einem Haargummi zusammen.

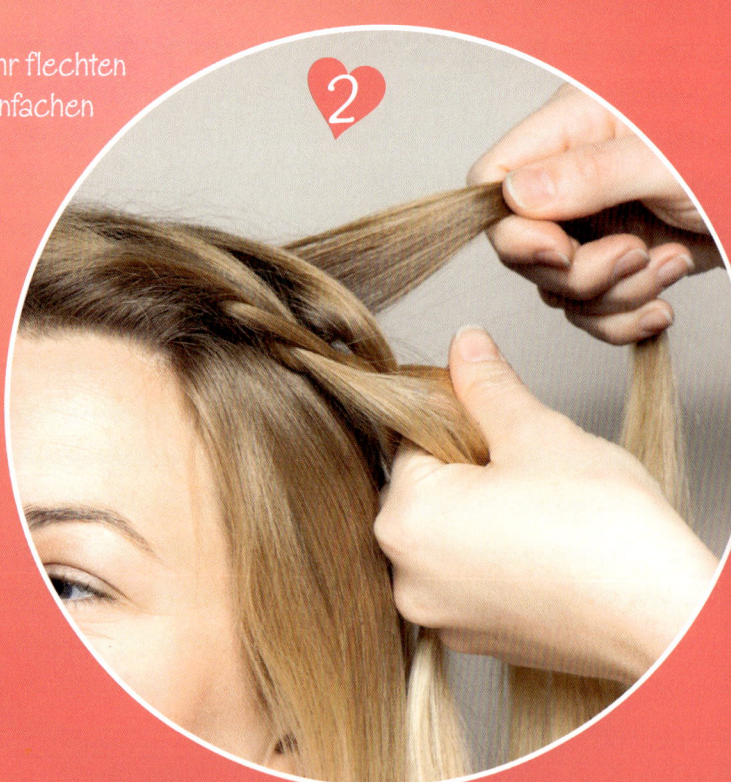

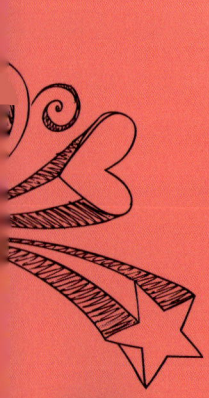

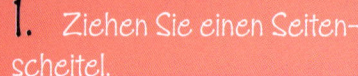

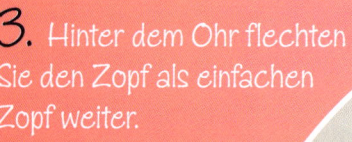

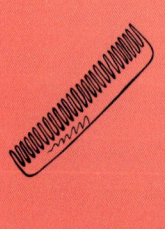

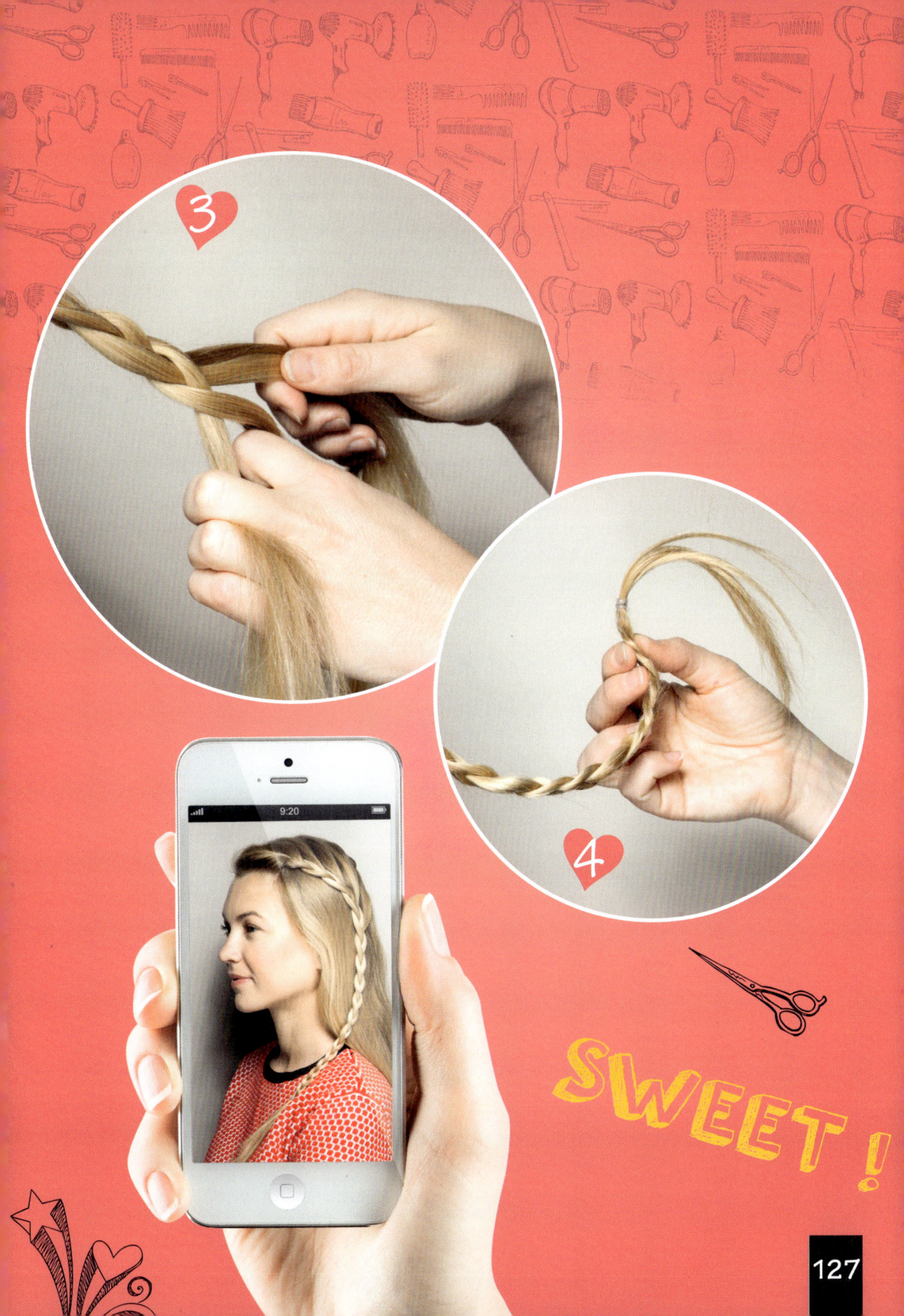

SWEET!

MAKING OF...

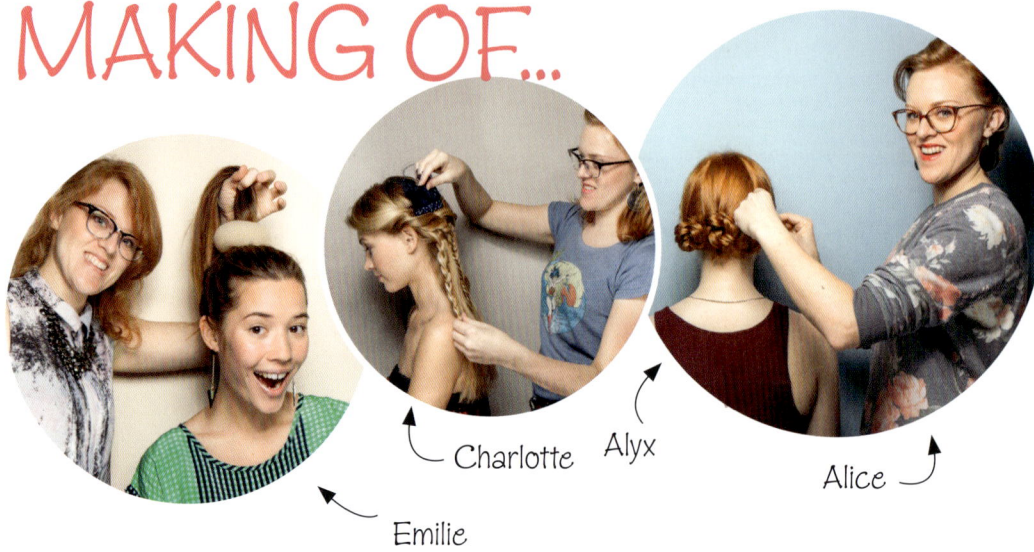

Charlotte Alyx

Alice

Emilie

DANKESCHÖN!

Heißen Dank meinen Freundinnen und meiner Schwester. Sie haben mich dazu gebracht, über meine ureigenen haarigen Experimente hinauszuwachsen. Sie haben mir Ihre Schöpfe zum Üben geliehen. Sie haben überall von meinen Frisuren geschwärmt. Einige werden sich in diesem Buch wiederfinden, die anderen wissen, dass ich sehr an sie denke.

Danke an Pierre für sein Wohlwollen und seinen genialen Vorschlag, meine Frisuren auch auf Hochglanzpapier zum Leben zu erwecken. Vielen Dank an Adeline und Thierry für ihr großes Vertrauen in meine Arbeit. Die Zusammenarbeit mit ihnen war ein Genuss.

Danke an Ségo, dessen Ringe, Ketten und Ohrringe der Marke ALPHABETA unsere Modelle verschönern: www.alphabeta.fr

ISBN 978-3-8094-3673-7
1. Auflage

Das französische Original erschien erstmals 2014 unter dem Titel
Tresses et Chignons – Étape par étape

Bildnachweis:
Umschlagmotiv: Fotolia/tokuze; Illustrationen: fonds et motifs: Fotolia/graphixmania; Igor Yegorov; gollli; tokuze; mrswilkins; Ms.Moloko; blue67; faitotoro; Selfie: Fotolia/emevil

Photographie : Pierre Nicou
Styling: Clémence Caurette
Layout: Either Studio

Projektkoordination dieser Ausgabe:
Dr. Margit Roth
Umschlaggestaltung: Atelier Versen, Bad Aibling
Übersetzung: Gabriele Hoffmann, München
Redaktion und Producing:
Dr. Alex Klubertanz, Garmisch-Partenkirchen
Druck und Bindung: Alföldi, Debrecen
Printed in Hungary

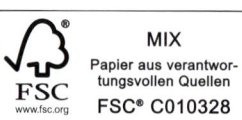

MIX
Papier aus verantwortungsvollen Quellen
FSC® C010328

FSC
www.fsc.org

Verlagsgruppe Random House FSC® N001967